Gesunde Ernährung – Fitte Kinder

Eine Werkstatt

Sabine Choinski,
Gabriela Krümmel,
Dorit Luttert

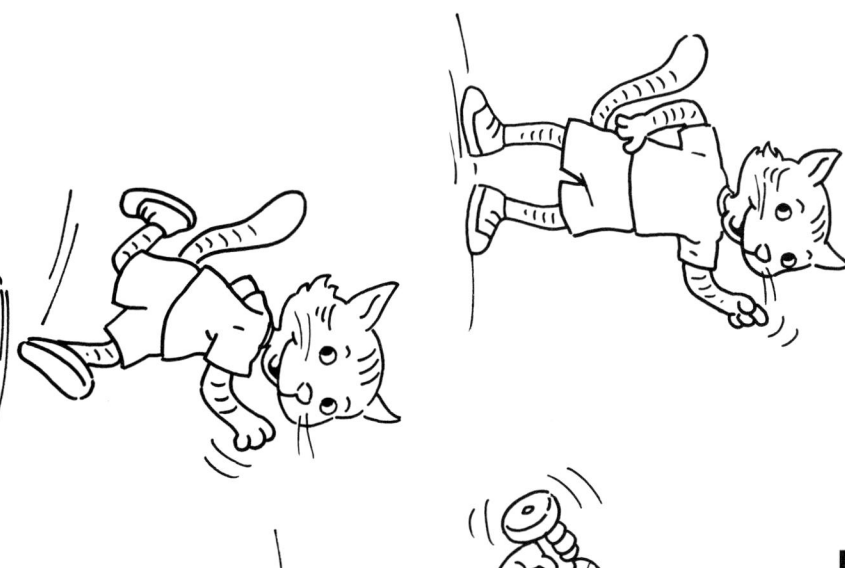

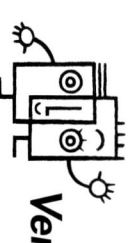

Verlag an der Ruhr

Nach der neuesten Fassung der Rechtschreibregeln – gültig ab August 2006!

Impressum

Titel: Gesunde Ernährung – Fitte Kinder
Eine Werkstatt

Autorinnen: Sabine Choinski, Gabriela Krümmel, Dorit Luttert

Illustrationen: Eva Spanjardt

Druck: Druckerei Uwe Nolte, Iserlohn

Verlag: **Verlag an der Ruhr**
Alexanderstraße 54 – 45472 Mülheim an der Ruhr
Postfach 10 22 51 – 45422 Mülheim an der Ruhr
Tel.: 02 08 / 439 54 50 – Fax: 02 08 / 439 54 239
E-Mail: info@verlagruhr.de
www.verlagruhr.de

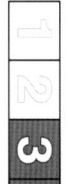

© **Verlag an der Ruhr** 2004
ISBN 13: 978-3-86072-926-7
ISBN 10: 3-86072-926-8

geeignet für die Klasse

| 1 | 2 | **3** | 4 | 5 |

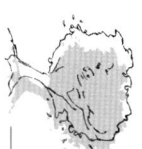

Ein weiterer Beitrag zum Umweltschutz:

*Das Papier, auf das dieser Titel gedruckt ist, hat ca. **50% Altpapieranteil**, der Rest sind **chlorfrei** gebleichte Primärfasern.*

Die Schreibweise der Texte folgt der neuesten Fassung der Rechtschreibregeln – gültig ab August 2006.

Alle Vervielfältigungsrechte außerhalb der durch die Gesetzgebung eng gesteckten Grenzen (z.B. für das Fotokopieren) liegen beim Verlag. Der Verlag untersagt ausdrücklich das Speichern und Zur-Verfügung-Stellen dieses Buches oder einzelner Teile davon im Intranet, Internet oder sonstigen elektronischen Medien. Kein Verleih.

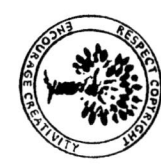

Inhaltsverzeichnis

Vorwort 4–6
Elternbrief 7
Arbeits-Pass 8

checkup

1. **Meine Ess- und Trinkgewohnheiten**
   - Angebotskarte 9
   - Arbeitsblatt 20
2. **So esse ich**
   - Angebotskarte 9
   - Arbeitsblatt 21
3. **Fitness-Check**
   - Angebotskarte 10
   - Arbeitsblatt 22/23
4. **Wie halten sich Sportler fit?**
   - Angebotskarte 10
   - Arbeitsblatt 24
   - Arbeitsblatt 25

Iss was?! – Fit durch Ernährung

1. **Was mein Körper braucht**
   - Angebotskarte 11
   - Infoblatt 1 26
   - Arbeitsblatt 1 27
   - Infoblatt 2 28
   - Arbeitsblatt 2 29
2. **Ernährungspyramide für Kids**
   - Angebotskarte 11
   - Infoblatt 32
   - Arbeitsblatt 1 33
   - Ausschneideblatt 34
   - Poster 30
   - Extra-Tipp 31
   - Arbeitsblatt 2 36
3. **Der Zucker-Detektiv**
   - Angebotskarte 12
   - Infoblatt 37
   - Arbeitsblatt 1 38
   - Ausschneideblatt 39
   - Arbeitsblatt 2 40
4. **Dem Fett auf der Spur**
   - Angebotskarte 12
   - Infoblatt 41
   - Arbeitsblatt 42
5. **Was steht drauf – was steckt drin?**
   - Angebotskarte 13
   - Infoblatt 43
   - Arbeitsblatt 1 44
   - Arbeitsblatt 2 45

Kick it – Bewegung ist toll

1. **Warum überhaupt bewegen?**
   - Angebotskarte 13
   - Infoblatt 46
   - Arbeitsblatt 47
2. **Wie Sportler trainieren**
   - Angebotskarte 14
   - Infoblatt 48
   - Arbeitsblatt 49
3. **Ein gutes Körpergefühl**
   - Angebotskarte 14
   - Infoblatt 50
   - Arbeitsblatt 51
4. **Mein Bewegungsprogramm**
   - Angebotskarte 15
   - Arbeitsblatt 52

Tipps und Tricks zum Wohlfühlen

1. **Coole Rezepte**
   - Angebotskarte 15
   - Arbeitsblatt 53
2. **Power-Drinks**
   - Angebotskarte 16
   - Arbeitsblatt 54
3. **Das Auge isst mit**
   - Angebotskarte 16
   - Infoblatt 55
   - Arbeitsblatt 1 56
   - Arbeitsblatt 2 57
4. **Entspannung pur**
   - Angebotskarte 17
   - Arbeitsblatt 58

So bin ich

1. **So bin ich**
   - Angebotskarte 17
   - Arbeitsblatt 59
   - Arbeitsblatt 60
2. **Anton wird geärgert**
   - Angebotskarte 18
   - Arbeitsblatt 61
   - Arbeitsblatt 62/63
3. **Müssen Diäten sein?**
   - Angebotskarte 18
   - Infoblatt 64
   - Arbeitsblatt 65
4. **Gesunde Ernährung – Interaktiv**
   - Angebotskarte 19
   - Infoblatt 66
   - Arbeitsblatt 67

Ernährungslexikon 68–71
Lösungen 72
Literatur- und Internettipps 73

Vorwort

Jedes fünfte Kind in Deutschland ist fehlernährt!
Fast täglich können wir alarmierende Berichte über immer dicker werdende Kinder in der Presse verfolgen. Bewegungsarmut und falsche Ernährung sind die Hauptursache für Übergewicht schon bei Erstklässlern: Steigender Medienkonsum statt Bewegung, fette Fertigmahlzeiten statt gesunder Küche, süße Snacks statt knackigem Gemüse.

Die Folge: klassischer Altersdiabetes schon bei Kindern, Herzkreislauferkrankungen, Gelenk- und Haltungsschäden. Dabei ist es gar nicht so schwer, gesund und fit zu bleiben:

Ernährung	Bewegung	Entspannung
Nicht kurzfristige Diäten, sondern eine wirksame Ernährungsumstellung führt langfristig zum Erfolg.	Ausdauernde Aktivität wirkt sich positiv auf Körper und Geist aus.	Stress wird abgebaut, das Essverhalten positiv beeinflusst.

Diese drei Säulen der Fitness sollen Grundschülern* in dieser Werkstatt auf spannende Weise nahegebracht werden.

Im **Checkup** des ersten Kapitels (S. 20–25) sollen die Kinder ihre eigenen Ess- und Trinkgewohnheiten reflektieren, in einem Fitness-Test überprüfen, wie es um die eigene Fitness bestellt ist und schließlich erfahren, worauf Sportler als Identifikationsfigur für Klein und Groß bei ihrer Ernährung und ihrem Training achten.

Im Teil **Fit durch Ernährung** (S. 26–45) lernen die Kinder die Ernährungspyramide kennen und erfahren, welche Bausteine für ein gesundes Wachstum wichtig sind. Als Zucker-Detektive können sie selbst ausprobieren, wie viel Zucker z. B. in Limonade steckt.

Bewegung ist toll (S. 46–52), wenn man weiß, wozu sie eigentlich gut ist und die Anforderungen die Kinder auch mit eigenen Versuchen dem Fett auf die Spur kommen.

Neben einer Untersuchung, was in welchen Lebensmitteln eigentlich enthalten ist, können die Kinder auch mit eigenen Versuchen dem Fett auf die Spur kommen.

In den **Tipps und Tricks zum Wohlfühlen** (S. 53–60) geht es um gesundes Genießen. Rezepte für Getränke und kleine Snacks zwischendurch lassen schon das Wasser im Mund zusammenlaufen. Aber das Auge isst schließlich mit: Wie kann ich einen Tisch schön decken? Sind Tischmanieren eigentlich noch in? Wieder ist Raum für eigenes Experimentieren und Ausprobieren gegeben. Auch der Bereich der Entspannung ist für das eigene Wohlempfinden ganz wichtig. Praktische Tipps zeigen den Schülern, wie sie durch Entspannung zum Wohlfühlen gelangen.

Im Kapitel **So bin ich** (S. 61–67) geht es um Essstörungen wie Über- und Untergewicht. Was ist der BMI? Warum wird Anton in der Schule ständig geärgert? Die Kinder werden behutsam an dieses heikle Thema herangeführt und können nach Lösungen suchen. Sind Diäten eigentlich gut? Kann ich mich im Internet informieren? Die Grundschüler werden angeregt, sich intensiv mit dem Thema auseinanderzusetzen.

Im **Anhang** (S. 68–73) befindet sich neben vielen Literaturtipps und Internetadressen auch ein Ernährungslexikon für die Hand der Kinder.

Viele Anregungen und viel Spaß mit dieser Werkstatt wünschen

Sabine Choinski,
Gabriela Krümmel
und Dorit Luttert

---

* Aus Gründen der besseren Lesbarkeit haben wir in dieser Werkstatt durchgehend die männliche Form verwendet. Natürlich sind damit auch immer die Mädchen und Frauen, also die Schülerinnen und Lehrerinnen, gemeint.

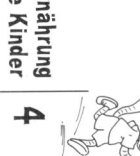

Vorwort

Die Werkstatt

In dieser Werkstatt wird die Philosophie verfolgt, Kinder für ihren eigenen Körper zu sensibilisieren. Hier wird der Mensch nicht als chemisches Kraftwerk wahrgenommen, sondern die Kinder sollen auf lebhafte Art und Weise ihr Körperbewusstsein entdecken. Ziel der Werkstatt ist, dass Kinder Fitness und Ernährung mit positiven Reizen verbinden.

Daher wird keine Orientierung am gängigen Schönheitsideal vermittelt, sondern ein positives Selbstbild der Kinder gestärkt. Die Werkstatt soll Grundschülern einen weitestgehend selbstbestimmten und aktiven Umgang mit dem Thema ermöglichen. So können die Kinder auch ihr Vorwissen einbringen, sich neue Kenntnisse aneignen und diese durch eigene Versuche und Experimente festigen. Das Ausprobieren der Rezepte und die vielen Bewegungsaufgaben sollen Spaß machen und das Gruppengefühl stärken. Kinder, die bereits ein gestörtes Essverhalten zeigen, sollen nicht ausgegrenzt werden und haben die Möglichkeit, sich durch das vielseitige Angebot ohne moralisierende Ermahnungen der eigenen Körperlichkeit zu nähern. Verschiedene Sozial- und Arbeitsformen wie Partner- und Gruppenarbeit fördern die soziale Kompetenz der Schüler.

Beim gemeinsamen Arbeiten können die Kinder sich untereinander helfen und voneinander lernen. Vielfältige Angebote auf unterschiedlichen Ebenen, Experimente, Extra-Tipps und abwechselnde Arbeitsformen ermöglichen einen differenzierten Zugang zum Thema.

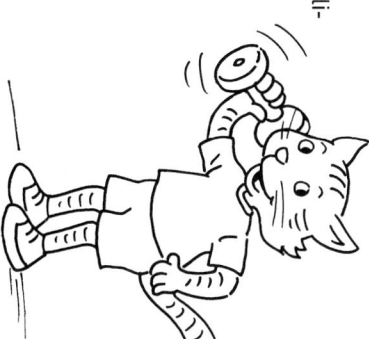

Zur Organisation der Werkstatt

Die vorliegende Werkstatt ist in fünf Kapitel und einen Anhang eingeteilt, die jeweils mit entsprechenden Symbolen versehen sind.

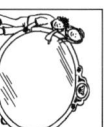 Checkup

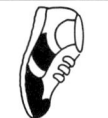 Iss was?! – Fit durch Ernährung

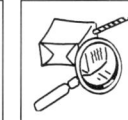 Kick it – Bewegung ist toll

 Tipps und Tricks zum Wohlfühlen

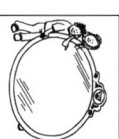 So bin ich

Aufbau der Werkstattangebote

Jedes Werkstattangebot besteht aus Auftragskarte und Arbeitsmaterial. Auf der Auftragskarte erfährt der Schüler das Thema des Angebotes und den Arbeitsauftrag. Außerdem werden die benötigten Materialien aufgelistet, die die Lehrkraft – auch zusammen mit den Schülern – bereitstellen und besorgen muss.

Extra-Tipp

 **An diesem Symbol** erfahren die Schüler eine zusätzliche Hilfe bzw. erhalten eine Zusatzaufgabe. Das Arbeitsmaterial besteht aus Infoblatt und/oder Arbeitsblatt und dem benötigten Material, z.B. verschiedene Lebensmittel. Wenn die Kinder Infoblätter und/oder Arbeitsblätter brauchen, kopieren Sie bitte im Klassensatz und legen sie neben die Auftragskarten.

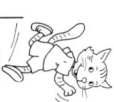

Gesunde Ernährung
- Fitte Kinder

5

Vorwort

Werkstattregeln

Damit die Arbeit in einer Werkstatt erfolgreich verlaufen kann, bedarf es einiger Regeln. Diese sollten vorher mit den Schülern gemeinsam erarbeitet werden und können auf einem Plakat im Klassenraum ausgehängt werden. **Hier einige Beispiele für mögliche Werkstattregeln:**

- *Ich arbeite so leise, dass ich andere Kinder nicht störe.*
- *Ich lese mir die Auftragskarte aufmerksam durch.*
- *Ich beginne erst mit der Arbeit, wenn ich die Aufgabe genau verstanden habe.*
- *Ich einige mich mit den Mitschülern, welche Aufgaben in einer Gruppenarbeit von wem zu übernehmen sind.*
- *Ich verhalte mich freundlich gegenüber meinen Mitschülern.*
- *Ich lege mir alle notwendigen Materialien bereit.*

Arbeits-Pass

Jeder Schüler erhält zu Beginn der Werkstatt einen Arbeits-Pass (S. 8), auf dem alle Werkstattangebote eingetragen sind. Dieser wird z.B. in eine Mappe geheftet und alle bearbeiteten Angebote werden markiert, so dass die Schüler und die Lehrkraft einen Überblick über den Fortgang der Werkstatt erhalten, und die Orientierung während der gesamten Werkstatt erleichtert wird. Hier können Sie auch Pflichtaufgaben und eventuelle freiwillige Aufgaben kennzeichnen.

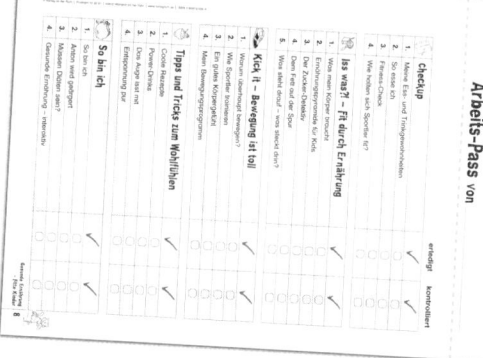

Präsentation

Am Ende der Werkstattarbeit kann eine Präsentation mit einem gemeinsamen Schulfrühstück stattfinden. Vielleicht können Eltern oder eine Nachbarklasse eingeladen werden und dabei einzelne Arbeitsergebnisse und Versuche vorgestellt werden. Die Rezepte und die neuen Kenntnisse der Schüler motivieren vielleicht auch die Eltern, ihre eigenen Essgewohnheiten zu überdenken und im Idealfall zukünftig für ein gesünderes Pausenbrot zu sorgen.

Vorbereitung und Material

Stellen Sie den Schülern alle für die Werkstattangebote benötigten Materialien zur Verfügung. Bei den benötigten Info- und Arbeitsblättern im Klassensatz kopiert hinein und stellen Sie zusätzlich benötigtes Material dazu. Verteilen Sie die Ablagekörbe auf zusätzlichen Tischen oder den Fensterbänken. Schüler und Eltern am Einkauf beteiligt werden. Die Versuchsdurchführungen sollten einen Platz auf bereitgestellten Extra-Tischen finden. Die einzelnen Angebote können in Ablagekörben oder Deckeln von Kopierpapierkartons präsentiert werden. Legen Sie die benötigten Info- und Arbeitsblätter im Klassensatz kopiert hinein und stellen Sie zusätzlich benötigtes Material dazu. Verteilen Sie die Ablagekörbe auf zusätzlichen Tischen oder den Fensterbänken. Es hat sich bewährt, die Angebotskarten in Klarsichthüllen oder laminiert anzubieten.

Ernährungslexikon

Im Anhang befindet sich ein Ernährungslexikon (S. 68–71). Hier können die Kinder Fachbegriffe zum Thema Ernährung nachschlagen. **Worte sind im Text → markiert**, **Viele wichtige Worte sind im Text → markiert**, es finden sich aber auch weitere Begriffe im **Lexikon**. Sie können entweder für jedes Kind ein Exemplar kopieren oder ein Exemplar im Klassenraum bereitstellen. Vielleicht ergänzen Sie das Lexikon auch noch gemeinsam mit Ihrer Klasse.

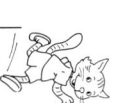

Brief an die Eltern

Liebe Eltern von _____ **!**

Wie Sie bestimmt schon von Ihrem Kind gehört haben, wollen wir uns in der nächsten Zeit mit dem Thema „Ernährung und Bewegung" beschäftigen. In der heutigen Zeit gewinnt dieses Thema immer mehr an Bedeutung, denn es gibt schon im Schulalter viele übergewichtige Kinder. Für viele Menschen ist das Thema Essen zu einem Tabu-Thema geworden, wenn bereits Familienmitglieder unter Übergewicht leiden.

In den nächsten Wochen wollen wir das Thema in der Schule daher so behandeln, dass sich auch Kinder mit gestörtem Essverhalten nicht „ausgegrenzt" vorkommen. Im Rahmen einer Werkstatt sollen sich Ihre Kinder mit viel Spaß, Bewegungsideen, Experimenten zum Thema Ernährung, lustigen Geschichten, tollen Rezepten, Entspannungsübungen und vielen Tipps dem Thema nähern.

Daher bitten wir bereits heute um Ihre Unterstützung, falls Ihre Kinder für das Projekt etwas mit in die Schule bringen sollen. Natürlich sollen Sie nun nicht von heute auf morgen Ihre Koch- und Essgewohnheiten zu Hause ändern! Es wäre aber toll, wenn Sie sich von Ihrem Kind öfter einmal zeigen lassen, was es im Unterricht Neues erfahren hat. Vielleicht mögen Sie, wenn Ihre Zeit es erlaubt, auch einmal gemeinsam mit Ihrem Kind ein gesundes Rezept aus der Werkstatt ausprobieren oder beim Einkauf gemeinsam die Inhaltsstoffe der Nahrung beurteilen.

Falls Sie Fragen zu dem kommenden Projekt haben, können Sie diese gerne auf dem beiliegenden Abschnitt aufschreiben oder über einen Anruf mit der Klassenleitung klären. Wir und die Kinder wünschen uns ein interessantes und lehrreiches Projekt, in dem wir vieles über fitte und gesunde Ernährung lernen wollen.

Mit freundlichen Grüßen

_____

✂ -

Ich habe zum Thema „Gesunde Ernährung – Fitte Kinder" folgenden Fragen/Anregungen:

Arbeits-Pass von

erledigt   kontrolliert

Checkup
1. Meine Ess- und Trinkgewohnheiten
2. So esse ich
3. Fitness-Check
4. Wie halten sich Sportler fit?

Iss was?! – Fit durch Ernährung
1. Was mein Körper braucht
2. Ernährungspyramide für Kids
3. Der Zucker-Detektiv
4. Dem Fett auf der Spur
5. Was steht drauf – was steckt drin?

Kick it – Bewegung ist toll
1. Warum überhaupt bewegen?
2. Wie Sportler trainieren
3. Ein gutes Körpergefühl
4. Mein Bewegungsprogramm

Tipps und Tricks zum Wohlfühlen
1. Coole Rezepte
2. Power-Drinks
3. Das Auge isst mit
4. Entspannung pur

So bin ich
1. So bin ich
2. Anton wird geärgert
3. Müssen Diäten sein?
4. Gesunde Ernährung – interaktiv

Gesunde Ernährung – Fitte Kinder

Meine Ess- und Trinkgewohnheiten

Angebot 1

Das brauchst du:

- 3-mal AB *Meine Ess- und Trinkgewohnheiten* (S. 20)

So geht es:

1. Fülle an drei aufeinanderfolgenden Tagen das Ess- und Trinkprotokoll aus.
2. Schreibe alles, was du isst und trinkst, möglichst genau auf.
3. Vergleiche mit deinen Mitschülern – was stellst du fest?

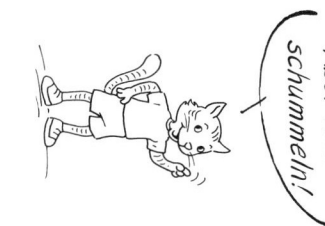

Aber nicht schummeln!

Angebot 2

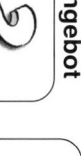

So esse ich

Das brauchst du:

- AB *So esse ich* (S. 21)

So geht es:

2. Lies dir die Aussagen auf dem AB durch. Sprecht über eure Ess-Situationen.

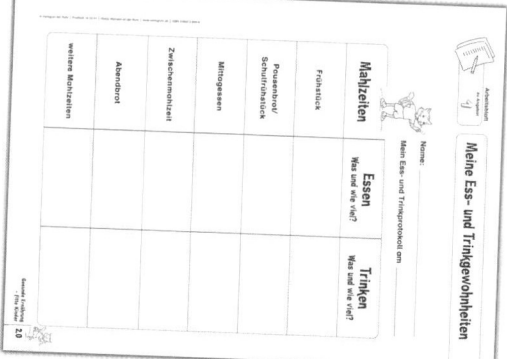

Ich esse am liebsten gaaaanz in Ruhe!

Angebot 3

Fitness-Check

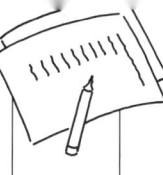

Das brauchst du:

- AB *Fitness-Check* (S. 22/23)

So geht es:

1. Kreuze die Antworten im Fitness-Check an.
2. Werte den Test aus: Bist du wirklich fit?

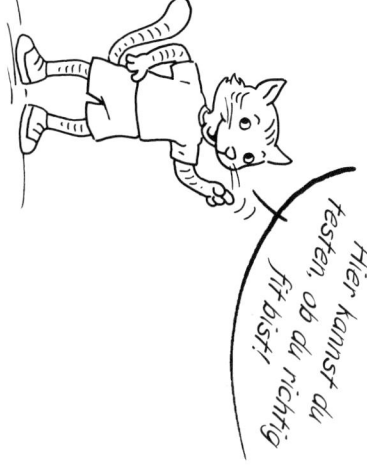

Hier kannst du testen, ob du richtig fit bist!

Angebot 4

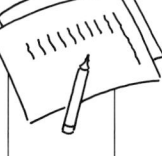

Wie halten sich Sportler fit?

Das brauchst du:

- Infoblatt *Wie halten sich Sportler fit?* (S. 24)
- AB *Wie halten sich Sportler fit?* (S. 25)

So geht es:

1. Lies dir das Interview auf dem Infoblatt genau durch.
2. Beantworte die Fragen auf dem AB.

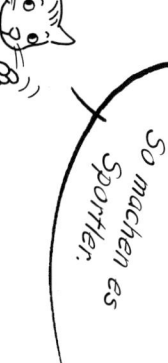

So machen es Sportler.

Angebot 1

Was mein Körper braucht

Das brauchst du:

- Infoblatt 1 *Was mein Körper braucht* (S. 26)
- AB 1 *Was mein Körper braucht* (S. 27)
- Infoblatt 2 *Was mein Körper braucht* (S. 28)
- AB 2 *Was mein Körper braucht* (S. 29)
- Poster (S. 30), Extra-Tipp (S. 31)
- Digitalwaage, je eine Scheibe Vollkorntoast, normales Toastbrot, je ein Vollkornbrötchen, ein helles Brötchen

So geht es:

1. Lies dir die Infoblätter genau durch.
2. Bearbeite die Aufgaben auf den Arbeitsblättern und führe den Vollkornversuch durch.
3. Das Poster mit den Trinkregeln könnt ihr in der Klasse aufhängen.

Angebot 2

Ernährungspyramide für Kids

Das brauchst du:

- Infoblatt *Ernährungspyramide für Kids* (S. 32)
- AB *Ernährungspyramide für Kids* (S. 33)
- Ausschneideblatt *Ernährungspyramide für Kids* (S. 34)
- Extra-Tipp *Ernährungspyramide für Kids* (S. 35)
- AB 2 *Ernährungspyramide für Kids* (S. 36)

So geht es:

1. Schau dir die Ernährungspyramide auf dem Infoblatt genau an.
2. Bearbeite die Aufgaben auf den Arbeitsblättern.
3. Beachte auch den Extra-Tipp!

Wie wär's mit einer Riesenpyramide für euer Klassenzimmer? Hier könnt ihr Lebensmittel aufkleben, die ihr aus Zeitschriften ausgeschnitten habt!

Angebot

Der Zucker-Detektiv

Das brauchst du:

- Infoblatt *Der Zucker-Detektiv* (S. 37)
- AB 1 *Der Zucker-Detektiv* (S. 38)
- AB 2 *Der Zucker-Detektiv* (S. 39)
- Würfelzucker, zuckerhaltige Lebensmittel (siehe Ausschneidebogen)
- Ausschneideblatt (S. 39)
- Mineralwasser mit Kohlensäure, 1 Zitrone, Würfelzucker, 1 Flasche fertige Limonade, Zitruspresse, Litermaß, Rührlöffel, Becher

So geht es:

1. Lies dir das Infoblatt durch.
2. Bearbeite die Aufgaben auf dem AB 1.
3. Führe den Versuch vom AB 2 durch.

Angebot

Dem Fett auf der Spur

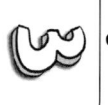

Das brauchst du:

- Infoblatt *Dem Fett auf der Spur* (S. 41)
- AB *Dem Fett auf der Spur* (S. 42)
- Küchenpapier oder Löschpapier
- Zeitschaltuhr
- Lebensmittelproben: Schokolade, Apfel, Wurst, Banane, Kartoffelchips, Stück Möhre

So geht es:

1. Lies dir das Infoblatt durch.
2. Führe den Versuch vom AB durch.
3. Was stellst du fest?

Angebot 5

Was steht drauf – was steckt drin?

Das brauchst du:

- Infoblatt *Was steht drauf – was steckt drin?* (S. 43)
- AB 1 *Was steht drauf – was steckt drin?* (S. 44)
- AB 2 *Was steht drauf – was steckt drin?* (S.45)
- Lebensmittel mit Zutatenlisten:
  Kekse – Bonbons – Schokolade – Jogurt mit Frucht – Nuss-Nugat-Creme – Lakritz – Ketschup – Tomatenmark

So geht es:

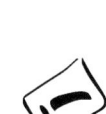

1. Lies dir das Infoblatt durch. Dort erfährst du, was dir die Zutatenliste auf einer Lebensmittelpackung verrät.
2. Probiere dann die Aufgaben auf dem AB aus.

 Vielleicht achtest du beim nächsten Einkauf genauer auf die Zutaten?

Gesunde Ernährung - Fitte Kinder

Angebot 1

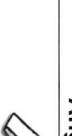

Warum überhaupt bewegen?

Das brauchst du:

- Infoblatt *Warum überhaupt bewegen?* (S. 46)
- AB *Warum überhaupt bewegen?* (S. 47)

So geht es:

1. Lies dir das Infoblatt genau durch.
2. Sortiere die Aussagen auf dem Arbeitsblatt richtig ein.

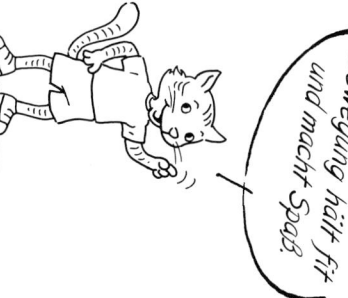

„Bewegung hält fit und macht Spaß."

Gesunde Ernährung - Fitte Kinder

Angebot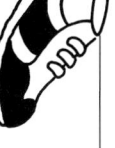

Wie Sportler trainieren

Das brauchst du:
- Infoblatt *Wie Sportler trainieren* (S. 48)
- AB *Wie Sportler trainieren* (S. 49)

So geht es:
1. Lies dir das Infoblatt genau durch.
2. Auf dem Arbeitsblatt findest du verschiedene Aufwärmübungen. Probiere sie aus – am besten mit einem Partner.

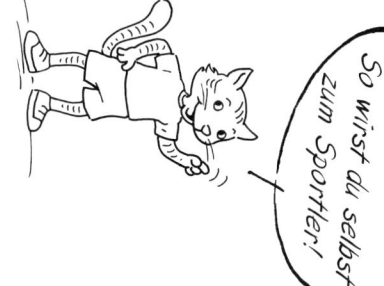

So wirst du selbst zum Sportler!

Angebot

Ein gutes Körpergefühl

Das brauchst du:
- Infoblatt *Ein gutes Körpergefühl* (S. 50)
- AB *Ein gutes Körpergefühl* (S. 51)

So geht es:
1. Lies dir das Infoblatt genau durch.
2. Auf dem Arbeitsblatt findest du verschiedene Übungen zum Körpergefühl. Probiere sie aus – du brauchst dazu einen Partner oder eine Partnerin.

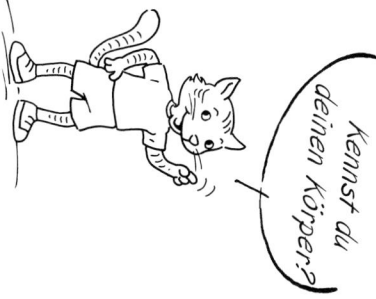

Kennst du deinen Körper?

Angebot

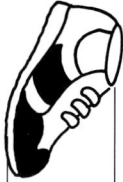

Mein Bewegungsprogramm

Das brauchst du:

- AB *Mein Bewegungsprogramm* (S. 52)
- Stopp-Uhr, Springseil, Minitramp, Gymnastikreifen, kleiner Gymnastikball, großer Gymnastikball

So geht es:

Probiere die Übungen auf dem Arbeitsblatt aus – kennst du noch andere?

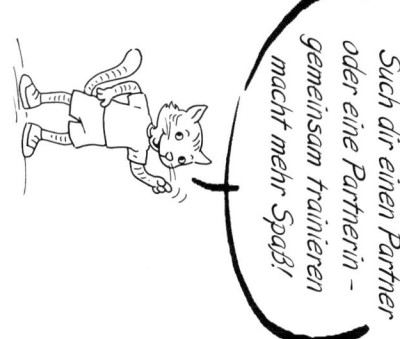

Such dir einen Partner oder eine Partnerin – gemeinsam trainieren macht mehr Spaß!

Gesunde Ernährung
- Fitte Kinder

Angebot

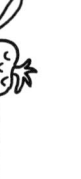

Coole Rezepte

Das brauchst du:

- AB *Coole Rezepte* (S. 53)
- Zutaten für die Rezepte

So geht es:

Leckere Rezepte zum Nachkochen findest du auf dem Arbeitsblatt. Alles ist kinderleicht zuzubereiten.

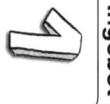

Ich probier gerne verschiedene Sachen aus – so wird's nie langweilig!

Gesunde Ernährung
- Fitte Kinder

15

Angebot 2

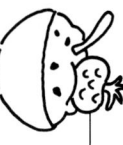

Power-Drinks

Das brauchst du:
- AB *Power-Drinks* (S. 54)
- Mixer
- Zutaten für die Rezepte

So geht es:

Mixe dir einen Power-Drink. Kinderleichte Rezepte findest du auf dem Arbeitsblatt.

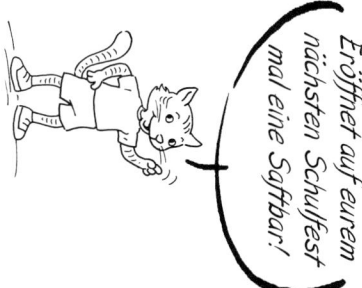

Eröffnet auf eurem nächsten Schulfest mal eine Saftbar!

Angebot 3

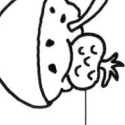

Das Auge isst mit

Das brauchst du:
- Infoblatt *Das Auge isst mit* (S. 55)
- AB 1 *Das Auge isst mit* (S. 56)
- AB 2 *Das Auge isst mit* (S. 57)
- Papier- oder Stoffservietten
- verschiedene Materialien für die Bastelideen.

So geht es:
1. Lies dir das Infoblatt genau durch.
2. Probiere die Ideen auf dem Arbeitsblatt aus.

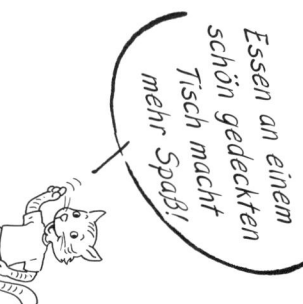

Essen an einem schön gedeckten Tisch macht mehr Spaß!

Angebot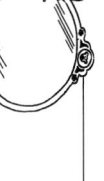

Entspannung pur

Das brauchst du:
- Infoblatt *Entspannung pur* (S. 58)
- AB 1 *Entspannung pur* (S. 59)
- AB 2 *Entspannung pur* (S. 60)
- Malstifte
- Kassette oder CD mit ruhiger Musik
- entsprechendes Abspielgerät, am besten mit Kopfhörern
- Matte/Decke
- Sandsäckchen

So geht es:
1. Lies dir das Infoblatt genau durch.
2. Probiere die Entspannungsübungen auf den Arbeitsblättern aus.

Angebot 1

So bin ich

Das brauchst du:
- Infoblatt *So bin ich* (S. 61)
- AB *So bin ich* (S. 62/63)

So geht es:
1. Auf dem Infoblatt erfährst du etwas über Über- und Untergewicht.
2. Finde mit den Arbeitsblättern heraus, in welchem Bereich dein Gewicht liegt.

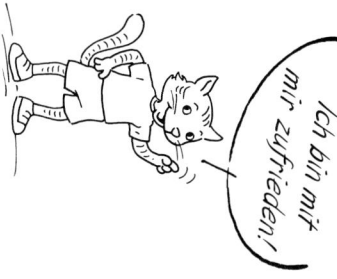

Ich bin mit mir zufrieden!

Angebot 2

Anton wird geärgert

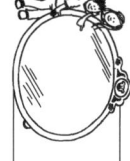
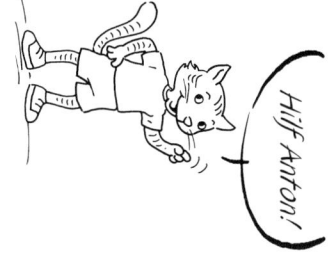

Das brauchst du:
- AB 1 *Anton wird geärgert* (S. 64)
- AB 2 *Anton wird geärgert* (S. 65)

So geht es:
1. Beantworte die Fragen zum Text im Heft.
2. Dazu musst du dir den Text genau durchlesen.
3. Diskutiert in der Gruppe: Wie könnten wir Anton helfen?
4. Schreibt eure Fit-Tipps für Anton auf.

Angebot 3

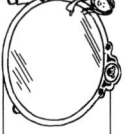
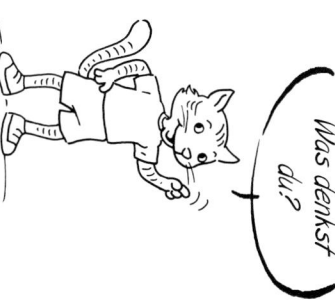

Müssen Diäten sein?

Das brauchst du:
- Infoblatt *Müssen Diäten sein?* (S. 66)

So geht es:
1. Informiere dich über den Sinn von Diäten.
2. Schreibe eine Pro- und Kontra-Liste zum Sinn und Unsinn von Diäten in dein Heft.
3. Führt dann ein Streitgespräch mit Argumenten für und gegen Diäten durch.

Angebot

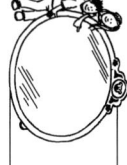

Gesunde Ernährung – Interaktiv

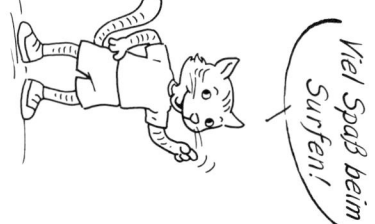

Viel Spaß beim Surfen!

Das brauchst du:

- AB *Gesunde Ernährung – Interaktiv* (S. 67)
- Computer mit Internetzugang

So geht es:

1. Gehe auf die auf dem AB angegebenen Seiten.
2. Suche dort interaktive Spiele rund um die gesunde Ernährung.

Angebot

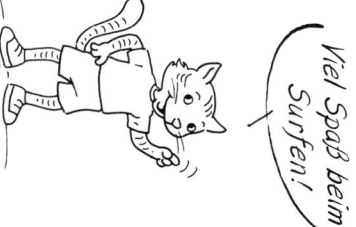

Zusatzaufgabe

Arbeitsblatt zu Angebot 1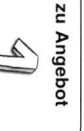

Meine Ess- und Trinkgewohnheiten

Name:

Mein Ess- und Trinkprotokoll am _____

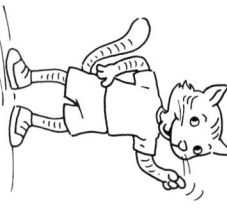

Mahlzeiten	Essen Was und wie viel?	Trinken Was und wie viel?
Frühstück		
Pausenbrot/ Schulfrühstück		
Mittagessen		
Zwischenmahlzeit		
Abendbrot		
weitere Mahlzeiten		

Arbeitsblatt zu Angebot 2

So esse ich

So unterschiedlich erleben Kinder ihre Ess-Situationen.

1. Was sagst du zu diesen Aussagen?
2. Schreibe es auf.

Bei uns muss Essen immer ganz schnell gehen!

Ich bin beim Mittagessen immer alleine.

Unsere Familie trifft sich immer abends zum Essen.

Meistens hole ich mir was an der Imbissbude.

Am liebsten esse ich vor dem Fernseher oder beim Computerspielen.

3. Wie ist es bei dir? Male ein Bild.
4. Diskutiere mit deinen Mitschülern darüber.

Arbeitsblatt zu Angebot 3

Fitness-Check 1/2

Kreuze die Antwort an, die am besten passt.
Du darfst immer nur eine Antwort auswählen.

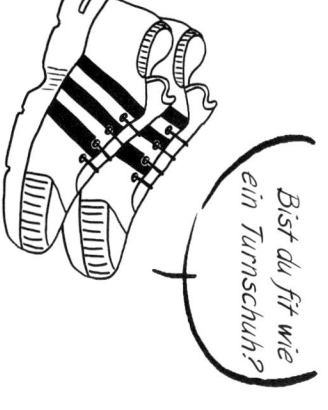
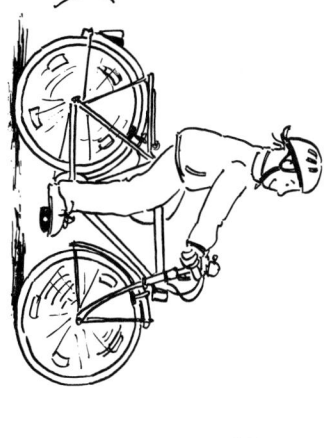
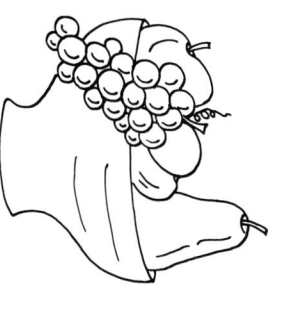

Bist du fit wie ein Turnschuh?

1. Was tust du in deiner Freizeit am liebsten?
○ Mit Freunden/Freundinnen spielen. (2)
○ Sport treiben. (3)
○ Fernsehen/ Computer spielen (1)

2. Wie häufig treibst du Sport?
○ Mehr als dreimal in der Woche. (3)
○ Mindestens einmal in der Woche. (2)
○ Gar nicht. (1)

3. Wie kommst du in die Schule?
○ Zu Fuß/mit dem Fahrrad. (3)
○ Mit Bus/Bahn. (2)
○ Ich werde mit dem Auto gebracht. (1)

4. Im Sportunterricht...
○ ... komme ich schnell aus der Puste. (1)
○ ... fühle ich mich total wohl. (3)
○ ... kann ich meistens gut mithalten. (2)

5. Magst du → Obst und → Gemüse?
○ Esse ich manchmal. (2)
○ Esse ich regelmäßig. (3)
○ Mag ich gar nicht. (1)

6. Isst du → Vollkornprodukte?
○ Was ist Vollkorn? (1)
○ Esse ich nicht so häufig. (2)
○ Esse ich meistens. (3)

Gesunde Ernährung - Fitte Kinder

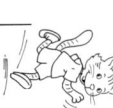

Arbeitsblatt zu Angebot 3

Fitness-Check 2/2

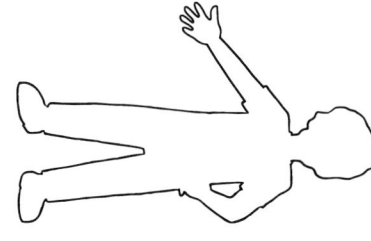

7. Bist du mit deinem Körper zufrieden?
- ○ Find ich völlig in Ordnung. (3)
- ○ Eigentlich schon. (2)
- ○ Ich mag mich nicht leiden. (1)

8. Fühlst du dich häufig unkonzentriert?
- ○ Ja, ich kann mich oft ganz schlecht konzentrieren. (1)
- ○ Nein, damit habe ich keine Probleme. (3)
- ○ Damit habe ich immer öfter Schwierigkeiten. (2)

9. Kannst du dich entspannen?
- ○ Ich weiß gar nicht, wie das geht. (1)
- ○ Manchmal schon. (2)
- ○ Ja, das habe ich gelernt. (3)

10. Kannst du dich schnell begeistern?
- ○ Meistens schon. (2)
- ○ Ich kann mich für viele Sachen begeistern. (3)
- ○ Ich hab meistens „Null Bock". (1)

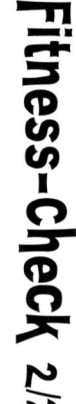

Auswertung

Zähle nun deine Punkte zusammen:

10–15 Punkte:
Lies dir die Fitness-Tipps (S. 24) aufmerksam durch – du wirst viel darüber erfahren, was du für deine Fitness tun kannst.

15–23 Punkte:
Du machst schon vieles richtig, um fit und gesund zu bleiben – ein paar Tipps für deine Fitness kannst du allerdings noch gebrauchen.

Mehr als 23 Punkte:
Herzlichen Glückwunsch! Du bist beneidenswert fit – mach weiter so!

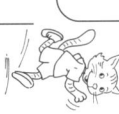

Wie halten sich Sportler fit?

Infoblatt zu Angebot 4

Interview mit Tim B. aus P.

 Tim, du bist 19 Jahre alt und Leistungssportler. Welche Sportart betreibst du?

 Ich betreibe Leichtathletik. Meine liebste Disziplin ist der Langstreckenlauf.

 Du hast schon viele Wettbewerbe gewonnen – wie hältst du dich so fit?

 Zuerst einmal trainiere ich natürlich regelmäßig, meistens dreimal in der Woche, in meinem Verein. Dazwischen mache ich ein leichtes Lauftraining. Manchmal spiele ich aber auch lieber Fußball oder gehe skaten. Im Sommer schwimme ich gern im Freibad.

 Das hört sich cool an! Aber sicherlich musst du doch noch auf andere Dinge achten?

 Natürlich gehört zum Fit-Sein auch unbedingt eine ausgewogene Ernährung.

 Wie sieht das bei dir aus?

Morgens esse ich eine große Portion → Müsli, gern mit frischem Obst. Zum Mittagessen nehme ich meistens ein Nudelgericht – bloß nicht mit Sahnesoße! Das Abendbrot besteht aus Vollkornbrot mit
→ Käse und viel rohem Gemüse als Beilage.

 Und wenn zwischendurch der kleine → Hunger kommt?

 Besonders vor Wettkämpfen esse ich etwas Jogurt mit Obst oder auch mal einen Müsliriegel.

 Naschst du denn gar nicht?

 Doch, natürlich esse ich auch gern mal ein Eis oder ein Stück Schokolade – aber eben nicht so viel.

 Wie ist das mit dem Trinken?

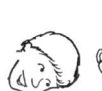 Das ist für Sportler besonders wichtig! Ich mische mir Apfelsaft mit Mineralwasser, das ist optimal. Davon trinke ich ungefähr 1,5 Liter am Tag.

 Wie schaffst du es, dich so gut auf deine Wettkämpfe zu konzentrieren?

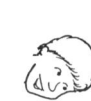 Das ist gar nicht so schwer. Ich entspanne mich vorher und nachher mit Sachen, die mir Spaß machen: Entspannen bei ruhiger Musik oder lesen. Manchmal hilft auch einfach nur tief in den Bauch zu atmen.

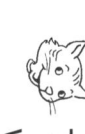 Tim, ich wünsche dir, dass du weiterhin so fit bist und viel Spaß am Sport hast!

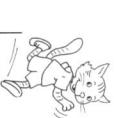

Gesunde Ernährung – Fitte Kinder

Arbeitsblatt zu Angebot 4

Wie halten sich Sportler fit?

Beantworte die Fragen zum Interview.

Welche Sportart macht Tim?

_____

Wie sieht das Bewegungsprogramm von Tim aus?

_____

_____

Nenne Beispiele für eine ausgewogene Ernährung.

_____

Wie ist das mit dem Trinken?

_____

Was gehört noch zum Fit-Sein?

_____

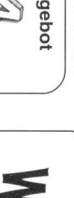

Was mein Körper braucht

Infoblatt 1 zu Angebot 1

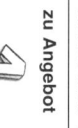

Jeden Tag läuft dein Körper auf vollen Touren: Du läufst und springst, lernst und spielst. Deine Muskeln, deine Organe und dein Gehirn arbeiten ununterbrochen. Es ist ähnlich wie bei einem Auto: Um fahren zu können, braucht es Benzin. Dein Körper braucht
→ **Nahrungsmittel**, um richtig zu funktionieren.

Du musst essen und trinken,
- um dich zu bewegen,
- um den Körper zu heizen,
- um zu denken.

Dein Körper bekommt seine **Energie** aus den Nahrungsmitteln, die du jeden Tag isst: Brot, → Butter, → Käse, Obst, Gemüse. In jedem Nahrungsmittel sind
→ **Nährstoffe** enthalten, die wichtig für deinen Körper sind.

Energie wird in Kilokalorien (kcal) oder Joule (sprich: dschuhl) gemessen.
1 → Kalorie = ca. 4 Joule.

Wir benötigen diese Energie, um gesund zu bleiben. Du solltest immer so viel Energie, also Kalorien zu dir nehmen, wie du benötigst. Hast du zu wenig Energie, fühlst du dich schnell schlapp, müde und hungrig. Hat dein Körper aber so viel Energie, dass er sie nicht verbrauchen kann, speichert der Körper sie als Fett. Man nimmt also zu, wenn man zu viel isst und sich nicht bewegt.
Zusätzlich brauchst du noch
→ Ballaststoffe, damit deine
→ Verdauung funktioniert.
Außerdem musst du immer ausreichend
→ Flüssigkeit zu dir nehmen, damit die Nährstoffe transportiert werden können.

Nährstoffe	Wirkung im Körper	Findest du in:
→ Kohlenhydrate	brauchst du, damit du dich bewegen kannst.	Nudeln, Kartoffeln, Reis, Obst, Brot, → Getreide
→ Eiweiß	baut deine Muskeln auf, brauchst du zum Wachsen.	Milchprodukten, Eiern, Fleisch, Fisch
→ Fett	speichert Energie, wärmt den Körper.	Butter, Ölen, → Margarine, Käse, Wurst
→ Vitamine	schützen deinen Körper vor Krankheiten.	Obst, Gemüse, Fleisch, Vollkornprodukte
→ Mineralstoffe	bauen deine Knochen auf.	Gemüse, → Fleisch, Obst, Milchprodukten

Arbeitsblatt 1
zu Angebot

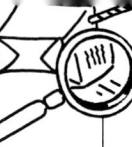

Was mein Körper braucht

Das passiert in deinem Körper:

1	Du bewegst dich viel: Du fährst mit dem Rad zur Schule, läufst in der Sportstunde 1 000 m und triffst dich am Nachmittag zum Skaten.
2	Deine Knochen sind stabil, deine Zähne hart und deine Haare schön.
3	Energie wird in deinem Körper gespeichert.
4	Damit können Nährstoffe transportiert werden.
5	Du bekommst viele Muskeln.
6	Dein Körper wird gegen Krankheiten geschützt.
7	Du hast eine regelmäßige Verdauung.

Dafür braucht dein Körper diese Nährstoffe:

Eiweiß	R
Flüssigkeit	O
Kohlenhydrate	K
Vitamine	I
Ballaststoffe	E
Fett	L
Mineralstoffe	A

In der richtigen Reihenfolge ergeben die Buchstaben das **Lösungswort**

☐ ☐ ☐ ☐ ☐ ☐ ☐

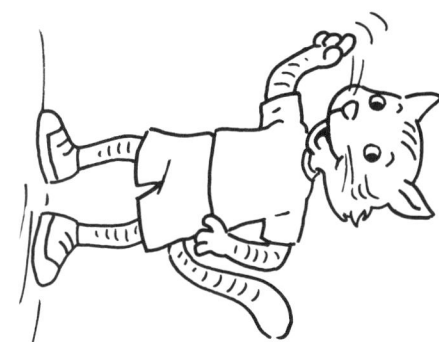

Infoblatt 2 zu Angebot 1

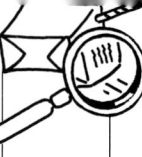

Was mein Körper braucht

Volles Korn – mehr Kraft:

Korni ist ein schönes, rundes braunen „Mantel" an und ist ein → Getreidekorn. Es hat einen kleines Kraftpaket. Korni hat innen einen Keimling, der ihn gut mit Energie versorgt. Außen ist er durch seinen „Mantel" geschützt. Korni begegnet einem mageren, weißen Körnchen, das ganz griesgrämig dreinschaut. „Was ist denn mit dir los?", fragt Korni. „Die Menschen haben mir meinen Mantel geraubt und meinen Keimling. Jetzt fühle ich mich ganz schlecht" jammert das magere Körnchen. „Warum haben die das denn gemacht?", fragt Korni. „Damit ich besser schmecke, sagen die Menschen, aber nun habe ich gar keine Kraft mehr ..."

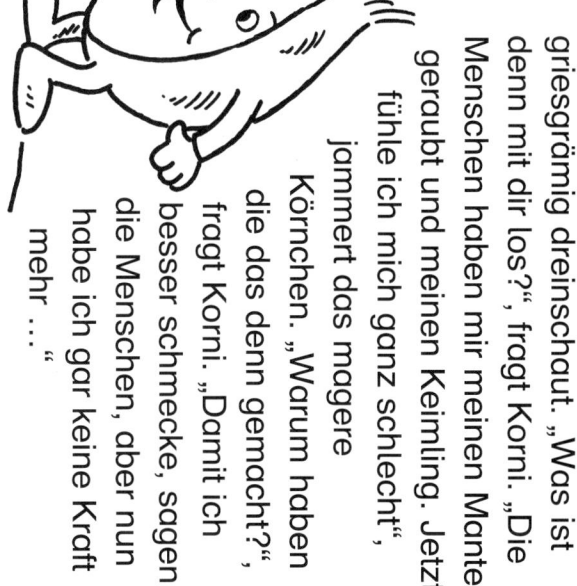

Wenn du volle Körner mit allen Bestandteilen des Korns isst, bekommst du die ganze Kraft, die auch Korni hat. Das magere Körnchen ohne Schale macht dich nicht richtig satt und gibt dir nicht so viel Kraft. Korni hat viele **Vitamine** und **Mineralstoffe.** Korni findest du in **Vollkornprodukten,** zum Beispiel in Vollkornbrot und Vollkornbrötchen, Vollkornreis und Vollkornnudeln. Das magere Körnchen versteckt sich in Weißbrot, Toastbrot, hellen Brötchen oder Kuchen und Keksen. Vollkornprodukte sind schwerer, sie machen dich besser satt. → Lebensmittel aus Vollkornmehl haben viel mehr Vitamine und Mineralstoffe als Produkte aus weißem → Mehl. In den Randschichten des vollen Korns befinden sich Vitamine, Mineralstoffe und Vollkorn-**Ballaststoffe,** die dich satt machen.

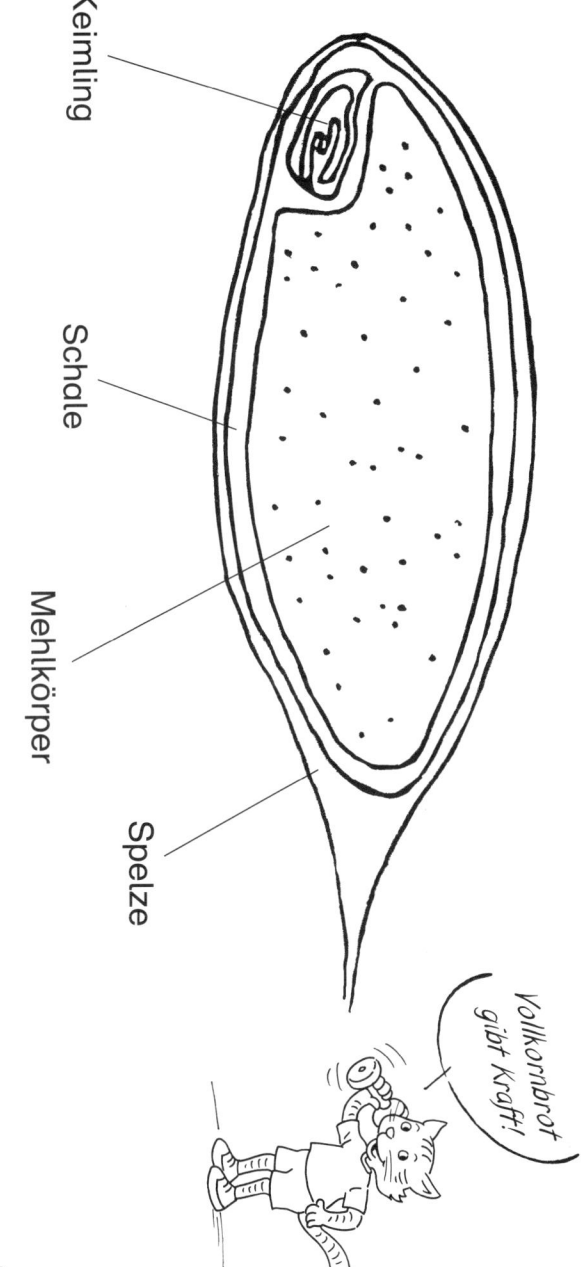

Keimling
Schale
Mehlkörper
Spelze

Arbeitsblatt 2
zu Angebot 1

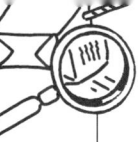

Was mein Körper braucht

Was macht dich besser satt?

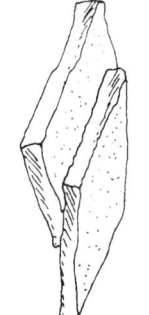

1. Wiege ein helles Brötchen und ein Vollkornbrötchen.
2. Wiege eine Scheibe Vollkorntoast und eine Scheibe normales Toast.
3. Schreibe die Gewichte in die Tabelle.

Ein Vollkornbrötchen wiegt	_____ g
Ein Weißmehlbrötchen wiegt	_____ g
Eine Scheibe Vollkorntoast wiegt	_____ g
Eine Scheibe weißer Toast wiegt	_____ g

Was macht dich am besten satt? Probiere es einmal aus.

_____

Warum ist das so?

_____
_____

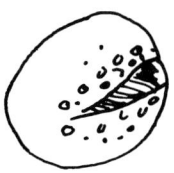

Trinkregeln für die Klasse

1. Nimm ein Getränk mit in die Schule, möglichst in einer Trinkflasche.

2. Gut ist ein Gerät zum Wassersprudeln in der Klasse.

3. Nimm Getränke mit wenig Zucker, zum Beispiel Saftschorlen.

4. Trinke möglichst viel, über den ganzen Tag verteilt:
   - zu Hause, gleich nach dem Aufstehen
   - zum Klassenfrühstück in den Pausen
   - nach dem Sport und auch zwischendurch

5. Trinken hält Körper und Geist fit!

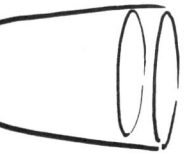

Was mein Körper braucht

Extra-Tipp zu Angebot 4

 Schreibe in das richtige Kästchen:
- Ich bin satt!
- Ich habe Hunger!
- Ich möchte mich bewegen!

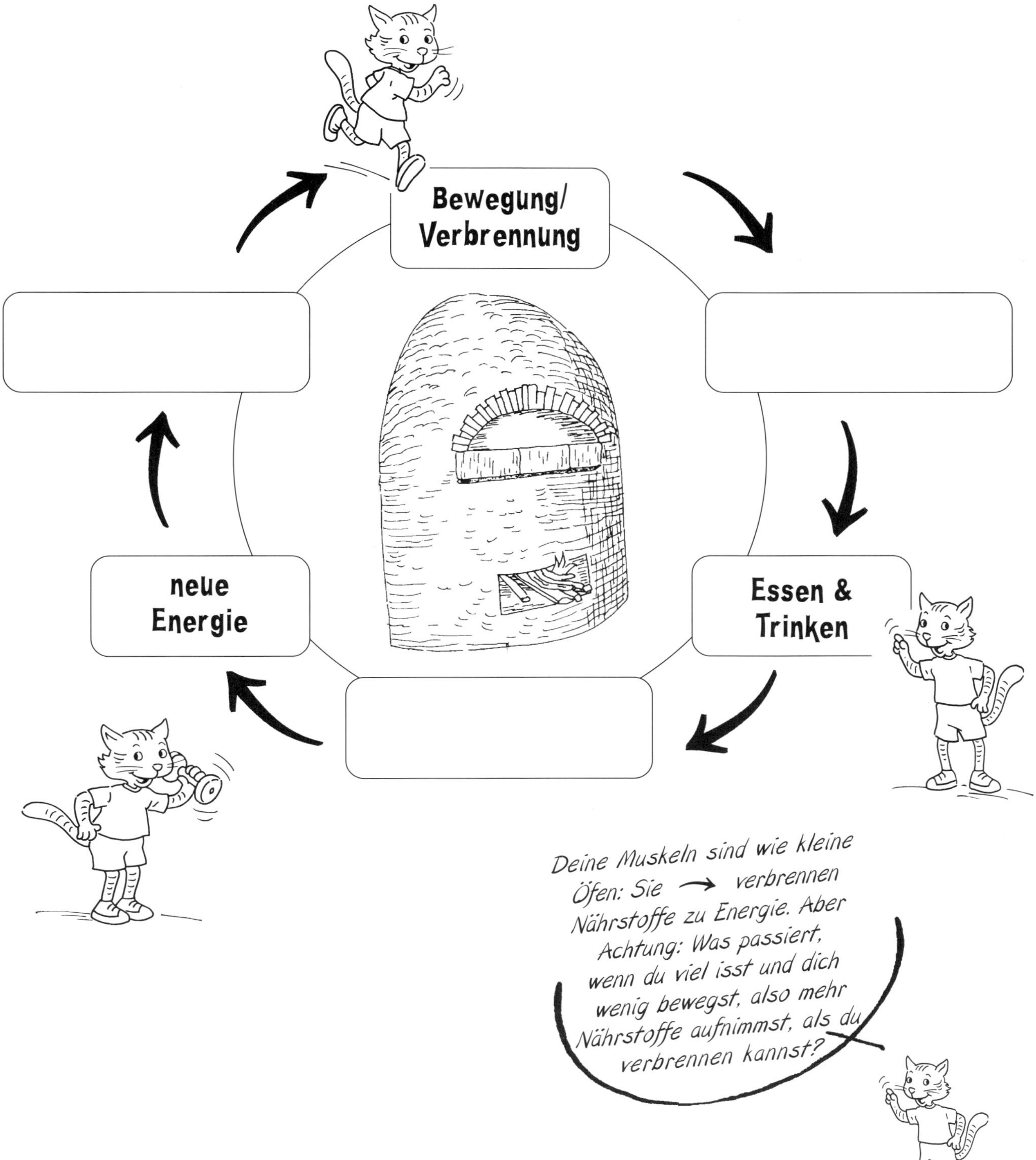

neue Energie

Bewegung / Verbrennung

Essen & Trinken

Deine Muskeln sind wie kleine Öfen: Sie → verbrennen Nährstoffe zu Energie. Aber Achtung: Was passiert, wenn du viel isst und dich wenig bewegst, also mehr Nährstoffe aufnimmst, als du verbrennen kannst?

Antwort: _____

Infoblatt zu Angebot 2

Ernährungspyramide für Kids

Ausgewogen ernähren – wie geht das?

Wenn du dich **einseitig** ernährst, nimmst du von einigen Nährstoffen zu viel auf, von anderen wiederum zu wenig. Du wirst schlapp, kannst dich nicht mehr richtig konzentrieren und bist anfällig für Krankheiten.
Richtig kombinieren ist angesagt!

Die ➔ Ernährungspyramide zeigt dir, wie's funktioniert!

Ganz **unten** stehen die ➔ **Getränke**.
Du darfst so viel trinken, wie du magst. Es sollte aber kein Zucker enthalten. Am besten ist Wasser. Dann kommen die
➔ **Getreideprodukte**. Zum Beispiel Brot, Nudeln und Reis. Sie machen dich schnell satt und du darfst viel davon essen.

Dann kommen die **pflanzliche Produkte**, also Gemüse und Obst. Versuche, täglich mindestens fünf Portionen davon zu essen.

Zusätzlich darfst du noch ein Glas
➔ Saft trinken. Darüber stehen die **tierischen Produkte**. Du solltest am Tag dreimal **Milchprodukte**, also Milch, Käse, Joghurt oder Quark zu dir nehmen. Zusätzlich kannst du dir aussuchen, ob du ein Stück Fleisch, ➔ Fisch oder Eier essen möchtest. Darauf kannst du aber auch einmal verzichten werden. Die **Fette** haben nur 2 Kästchen in der Pyramide, weil davon nicht zu viel gegessen werden sollte. Du findest Fett in Speisefetten und Ölen, aber es versteckt sich auch in anderen Lebensmitteln zum Beispiel Chips.

➔ Süßigkeiten und Knabbereien gehören eigentlich gar nicht auf die Pyramide. **Unser Körper braucht keine Süßigkeiten.** Natürlich darfst du auch mal etwas naschen, aber nicht zu oft und nicht zu viel. Dann bleibt es auch etwas Besonderes.

Wenn du jeden Tag aus allen Gruppen etwas isst, erhältst du alle wichtigen Nährstoffe.

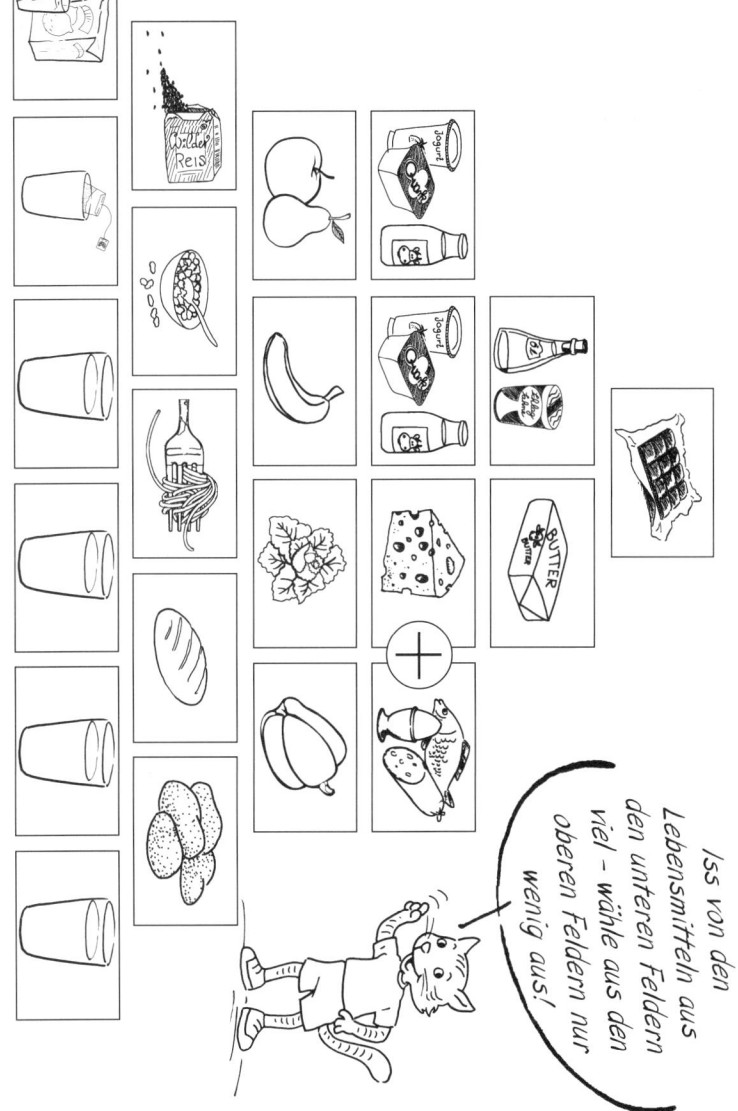

Iss von den Lebensmitteln aus den unteren Feldern viel – wähle aus den oberen Feldern nur wenig aus!

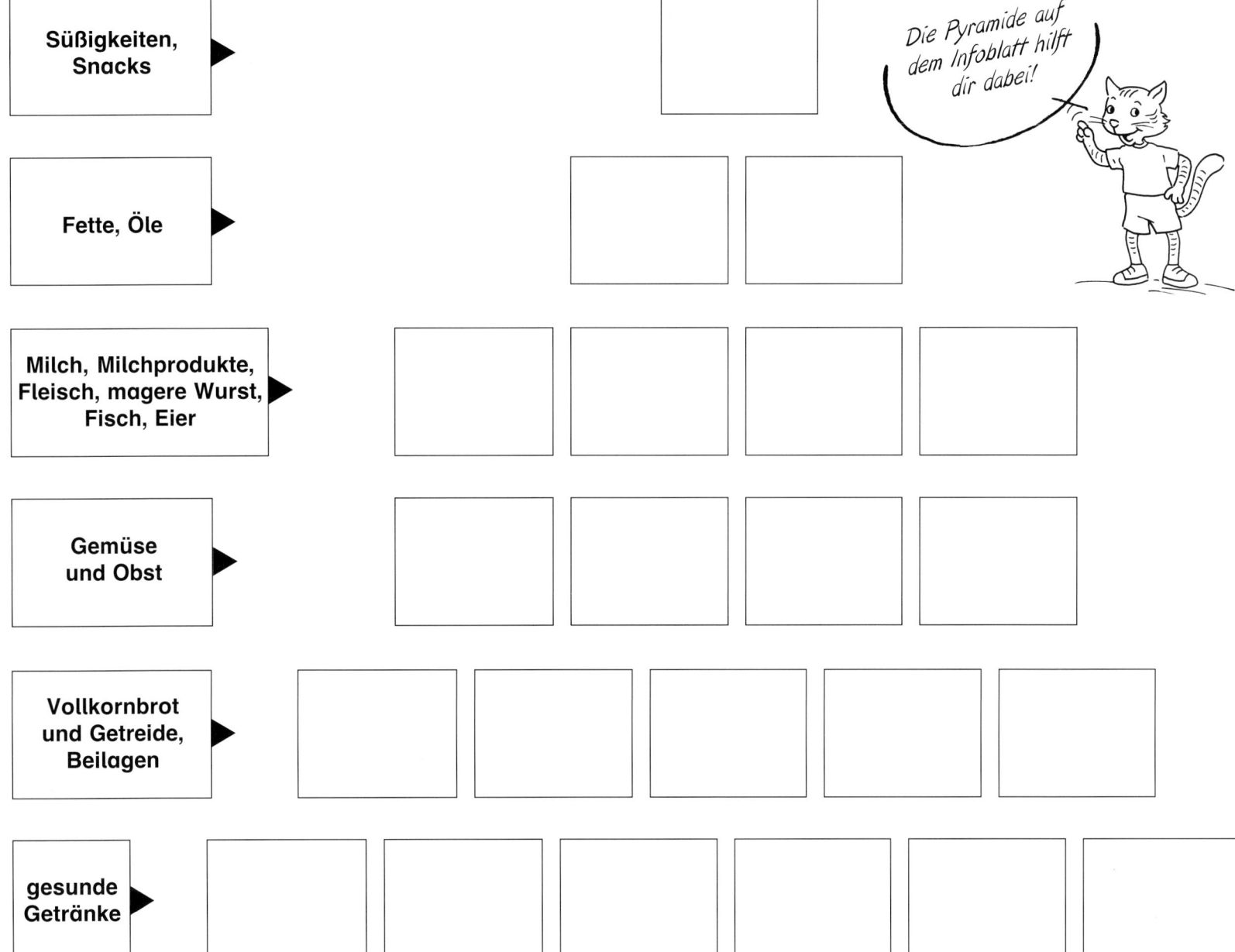

Ernährungspyramide für Kids

Ausschneideblatt zu Angebot 2

✂ Suche dir hier Lebensmittel aus und klebe sie in die richtigen Felder der Pyramide.

Extra-Tipp zu Angebot 2

Ernährungspyramide für Kids

Take 5!
Iss jeden Tag fünf Portionen Obst und Gemüse,

- dann kannst du gut lernen,
- bleibst gesund,
- und fit!

Obst und Gemüse haben wenige Kalorien, dafür aber viele Vitamine, Ballaststoffe, Mineralien und Stoffe, die deinen Körper gegen Krankheiten schützen.

Trinke zum Beispiel zum Frühstück einen frisch gepressten Orangensaft, iss vormittags eine Handvoll Radieschen, mittags eine Portion Gemüse, nachmittags eine Banane und abends einige Stücke Tomate oder Gurke.

Zeichne an jeden Finger eine Obst- oder Gemüsemahlzeit ein. Welche isst du am liebsten?

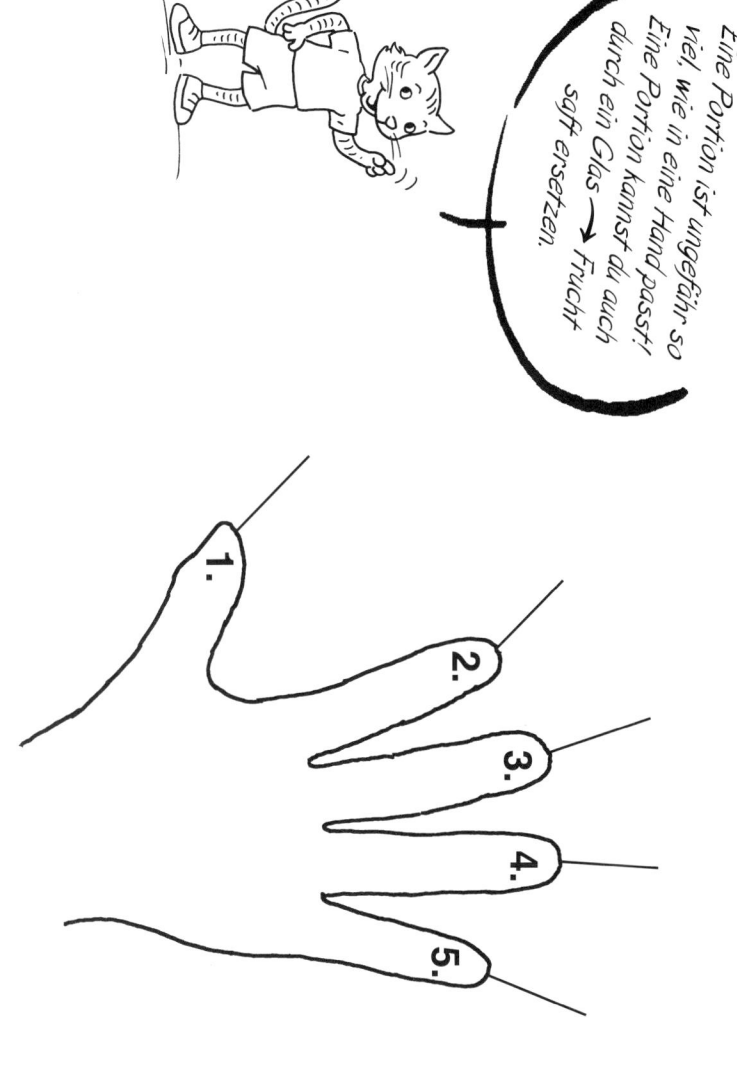

Eine Portion ist ungefähr so viel, wie in eine Hand passt! Eine Portion kannst du auch durch ein Glas → Fruchtsaft ersetzen.

1.
2.
3.
4.
5.

Arbeitsblatt 2
zu Angebot 2

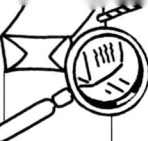

Ernährungspyramide für Kids

Power-Frühstück: Kraftvoll in den Tag

Auch in der Nacht, während du schläfst, verbraucht dein Körper Energie. Morgens sind deine Speicher leer. Wenn du nicht gut frühstückst, fühlst du dich in der Schule müde und schlapp und kannst dich nicht richtig konzentrieren.

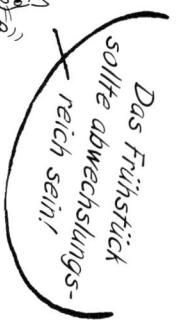

Das Frühstück sollte abwechslungsreich sein!

So frühstückt man in anderen Ländern

Finde das typische Frühstück zum passenden Land. Die Puzzleteile geben dir Hinweise.

Eier, Bohnen und Speck	Deutschland
Brötchen mit Käse oder Marmelade	Türkei
Weißbrot mit Käse, Gurke und Tomate	Frankreich
Weißbrot mit Tomate, Knoblauch und Öl	England
Croissants und Hörnchen mit Butter	Spanien

Bereitet doch mal ein fittes Schulfrühstück vor: Jeder bringt etwas Leckeres mit.

Gesunde Ernährung - Fitte Kinder

Infoblatt zu Angebot 3

Der Zucker-Detektiv

Macht Süßes dick?
In Süßigkeiten steckt immer viel → Zucker und häufig auch noch Fett. Beides zusammen hat viele Kalorien, kann dich also dick machen. Um die Kalorien von einer Tafel Schokolade zu verbrennen, musst du eine Stunde intensiv schwimmen oder fast zwei Stunden Rad fahren.

Wo ist Zucker drin?
Zucker ist in allem enthalten, was süß schmeckt! Besonders viel Zucker steckt in Süßigkeiten wie Bonbons, Schokolade, Kuchen und Keksen. Hier ist gleichzeitig meistens auch noch Fett drin. Auch in Nuss-Nugat-Cremes und in Getränken wie Cola oder anderen Limonaden ist viel Zucker versteckt.

Und wenn der kleine Hunger kommt?

Greif nicht gleich zu einem Schokoriegel! Probier es doch einmal damit:
Iss einen Jogurt oder eine Quarkspeise. Iss Müsli mit Milch oder Jogurt.

Frisches Obst wie Weintrauben oder klein geschnittene Äpfel, Birnen, Pfirsiche schmecken prima zwischendurch und löschen außerdem den Durst.

Müsli kann man aber auch zwischendurch trocken naschen.

Rohes Gemüse macht satt: Schneide Gemüse wie Kohlrabi, Möhren oder Paprika in kleine Stücke.

Das kann man gut zwischendurch essen.

Vielleicht ist dein „Hunger" eigentlich nur Durst? Mische dir → Fruchtsaft mit Mineralwasser.

Arbeitsblatt 1
zu Angebot
3

Der Zucker-Detektiv

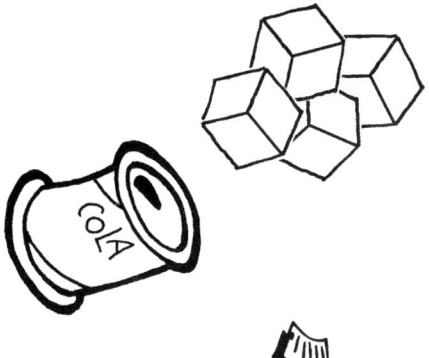

Zucker-Ausstellung

Wie viel Zucker hat sich hier versteckt?

1. Stellt zuckerhaltige Lebensmittel (siehe Seite 39) auf einem Schautisch in eurer Klasse auf. Ordnet die Kärtchen vom Ausschneideblatt zu. Baut nun die entsprechende Anzahl Würfelzucker daneben auf. Wo hat sich der meiste Zucker versteckt?
2. Welche Lebensmittel enthalten besonders viel Zucker? Male sie an.

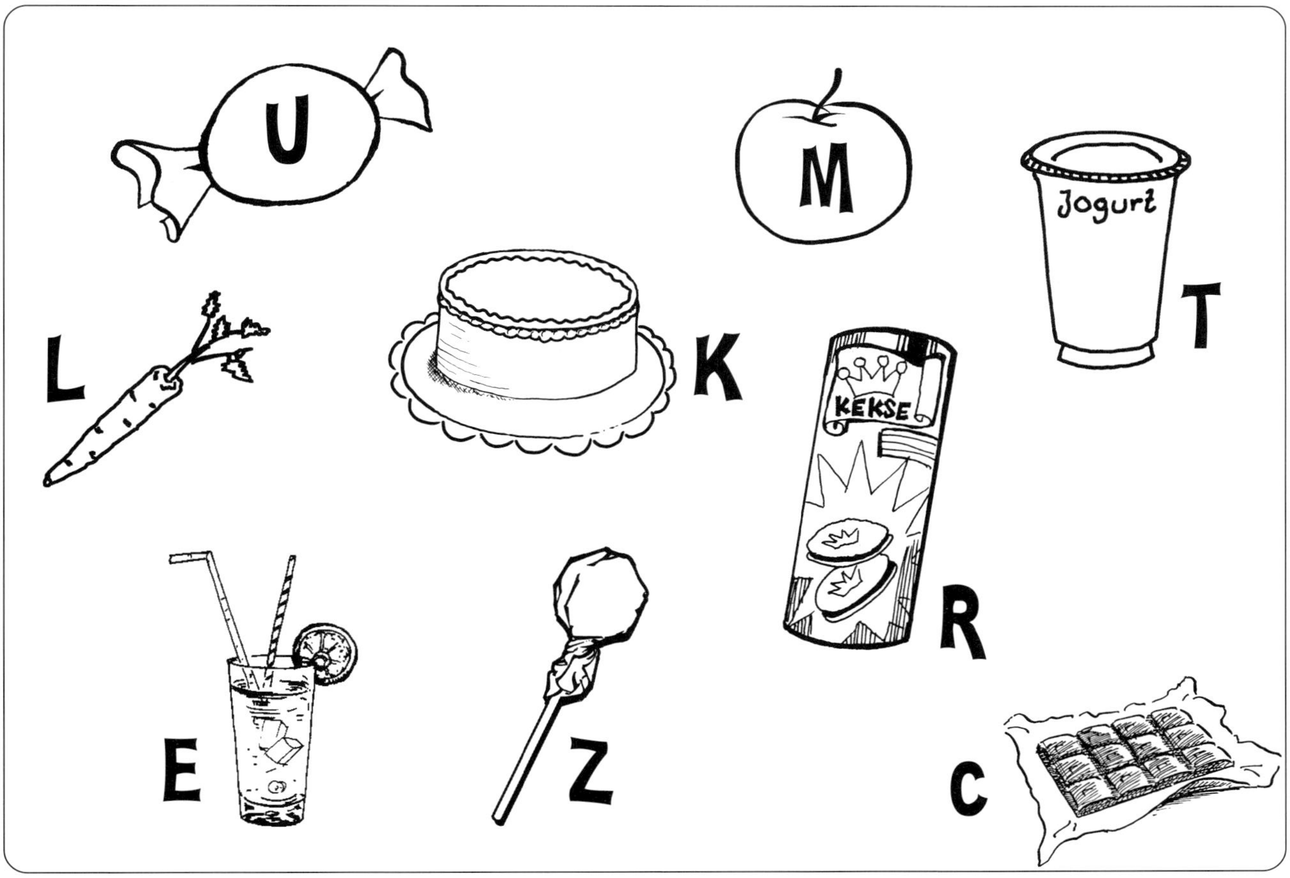

L E U K Z M R C T

In der richtigen Reihenfolge ergeben die Buchstaben das Lösungswort:

☐ ☐ ☐ ☐ ☐

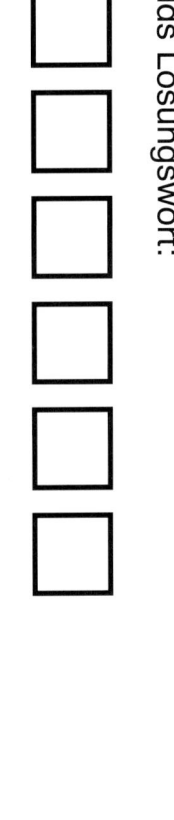

Ausschneideblatt zu Angebot 3

Der Zucker-Detektiv

Duplo 7 g Zucker = 2 Zuckerwürfel	**Milchschnitte** 10 g Zucker = 3 Zuckerwürfel	**Kinder-schokolade** 1 Tafel 51 g Zucker = 17 Zuckerwürfel
Milky Way 18 g Zucker = 6 Zuckerwürfel	**Negerkuss** 14 g Zucker = 5 Zuckerwürfel	**Snickers** 32 g Zucker = 11 Zuckerwürfel
Nutella 1 Glas 199 g Zucker = 66 Zuckerwürfel	**Fruchtzwerge** 1 Becher 8 g Zucker = 3 Zuckerwürfel	**Cola** 1 Liter 105 g Zucker = 35 Zuckerwürfel

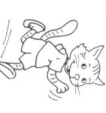

Arbeitsblatt 2 zu Angebot 3

Der Zucker-Detektiv

Versuch: Wie viel Zucker steckt in Limonade?

1. Stelle eine Limonade selbst her und süße sie so lange, bis sie so schmeckt wie gekaufte Limonade.

Du brauchst:
- Mineralwasser mit Kohlensäure
- 1 Zitrone
- Würfelzucker
- 1 Flasche fertige Limonade
- Zitruspresse
- Litermaß
- Rührlöffel
- Becher

So wird's gemacht:

1. Fülle in das Litermaß 750 ml Mineralwasser.
2. Mische den Saft einer Zitrone hinzu.
3. Gib nach und nach einige Stückchen Würfelzucker hinein und zähle sie dabei.
4. Rühre um, damit der Zucker sich auflöst.
5. Probiere ab und zu und vergleiche mit der fertigen Limonade.

2. In meiner Limonade sind ☐ Stückchen Zucker. Male die Anzahl der Zuckerstückchen aus.

Wie viele Stückchen Zucker brauchst du, damit deine Limonade genau so süß schmeckt wie die fertige?

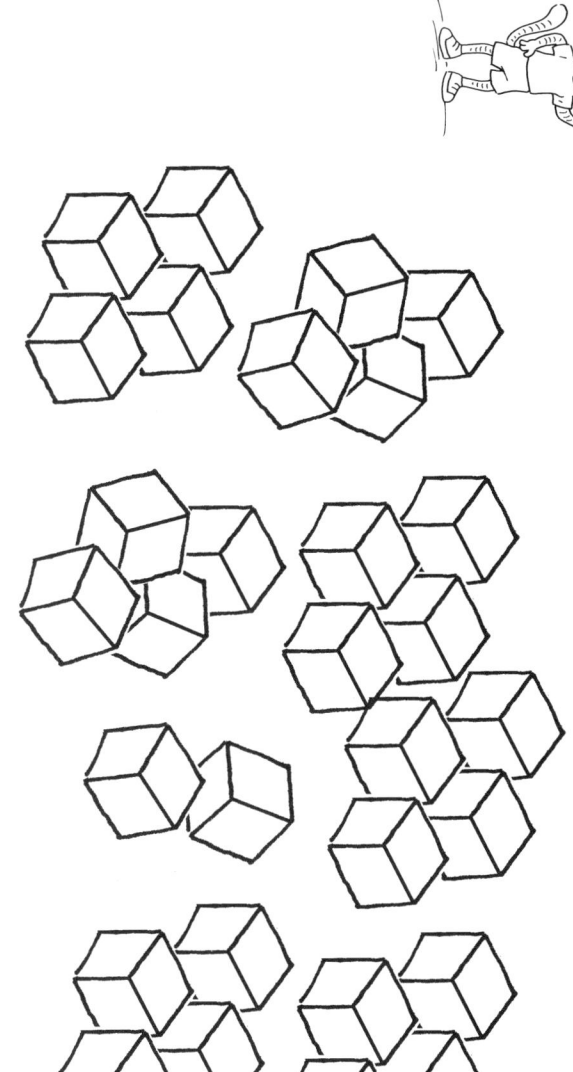

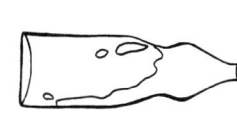

Gesunde Ernährung - Fitte Kinder

40

Infoblatt zu Angebot 4

Dem Fett auf der Spur

Diese Lebensmittel enthalten besonders **viel Fett**. Fett liefert deinem Körper Energie. Die brauchst du, um dich zu bewegen, um zu denken und zum Wachsen. Aber Achtung! Zu viel Fett ist ungesund! Hier ist es genauso wie bei den Kalorien. Die richtige Menge ist entscheidend. Zu viel Fett kann dick machen.

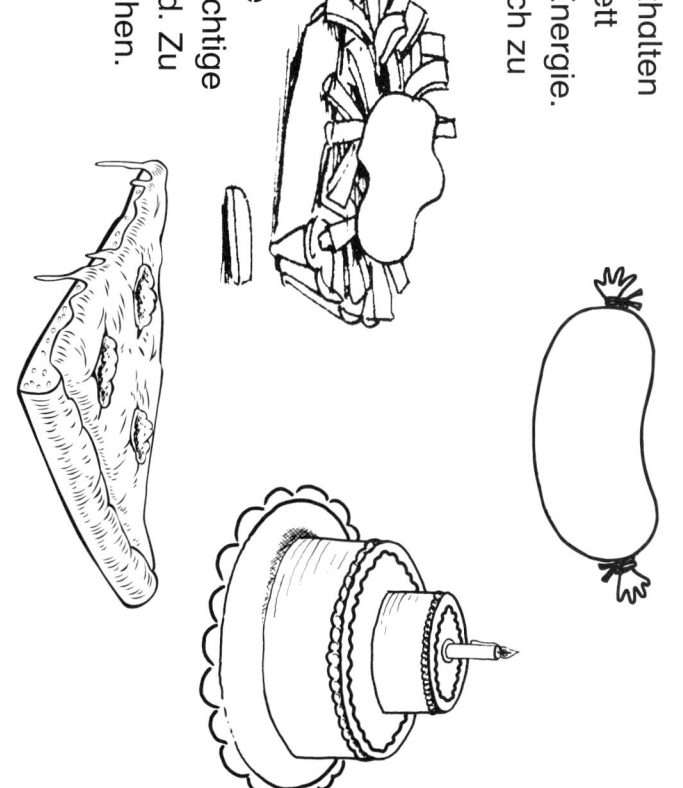

So einfach ist es aber leider auch nicht. Denn man kann das Fett in Lebensmitteln nicht immer sofort sehen – manchmal hat es sich einfach **versteckt**. Deshalb essen wir oft Fett, ohne es zu bemerken.

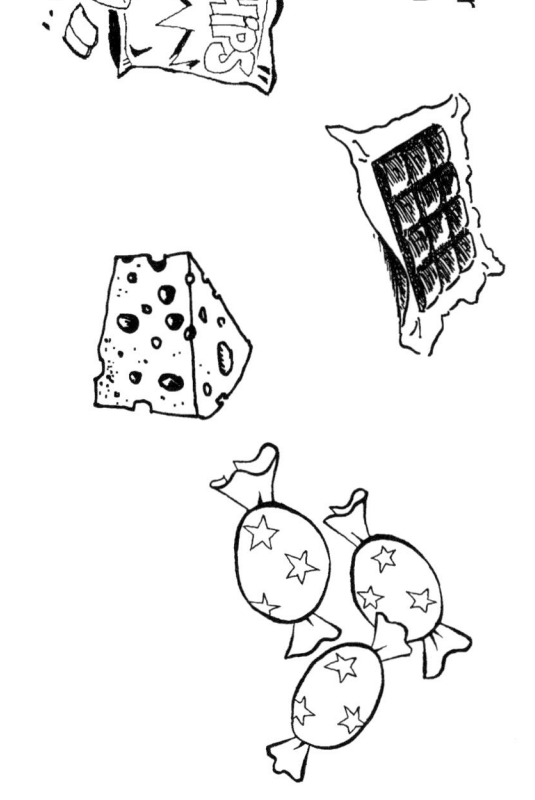

Aber wie kommt man dem Fett auf die Spur?

Mach das Experiment auf dem Arbeitsblatt!

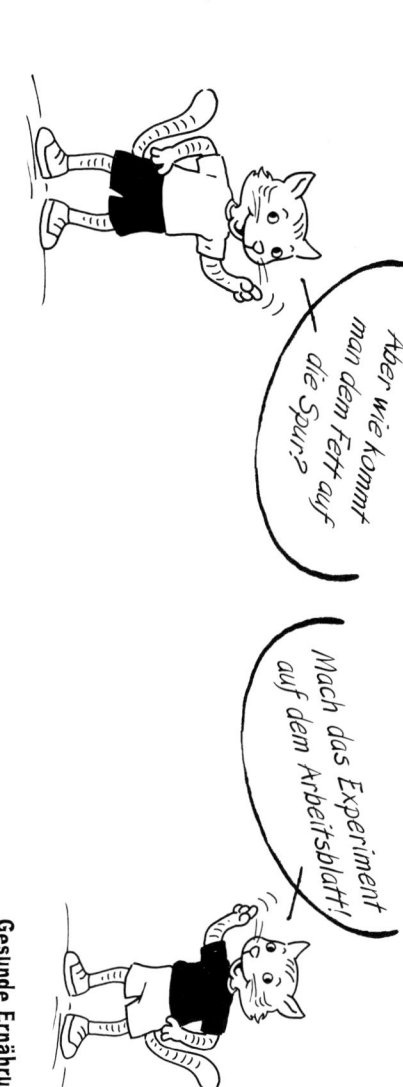

Arbeitsblatt zu Angebot 4

Dem Fett auf der Spur

Versuch: In welchen Lebensmitteln hat sich Fett versteckt?

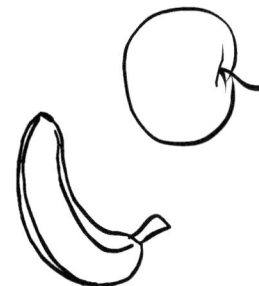

Teste verschiedene Lebensmittel und beschreibe deine Beobachtungen.

Das brauchst du: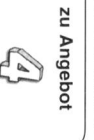

Küchenpapier oder Löschpapier, Zeitschaltuhr, Lebensmittel:
1 Stück Schokolade, 1 Stück Apfel, 1 Scheibe Wurst, 1 Scheibe Banane.

So wird's gemacht:

1. Lege nebeneinander auf ein Stück Küchenpapier oder das Löschpapier: zerkrümelte Kartoffelchips, 1 Stück Möhre, 1 Stück Schokolade (etwas verreiben), 1 Stück Apfel (Schnittseite nach unten), 1 Scheibe Wurst, 1 Scheibe Banane.
2. Lasse die Lebensmittel 15 Minuten dort liegen und entferne sie dann.
3. Was stellst du fest? Hat sich an dem Papier etwas verändert?

4. Warte weitere 15 Minuten und sieh dir das Papier noch mal an – was hat sich verändert?

5. Diese Lebensmittel enthalten verstecktes Fett:

_____

Denk daran: Wasser verdunstet, Fett nicht!

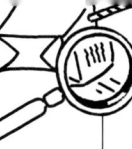

Infoblatt
zu Angebot 5

Was steht drauf – was steckt drin?

Die **Zutatenliste** auf der Packung gibt darüber Auskunft, was alles in einem Lebensmittel enthalten ist.
Dabei ist die **Reihenfolge** wichtig:
An **erster Stelle** steht das, wovon am meisten enthalten ist. **Am Schluss** steht das, wovon sich am wenigsten in dem Lebensmittel befindet. In unserem Beispiel steht Zucker an dritter Stelle der Zutatenliste auf der Müslipackung. Das bedeutet, dass das Müsli stark gesüßt ist.

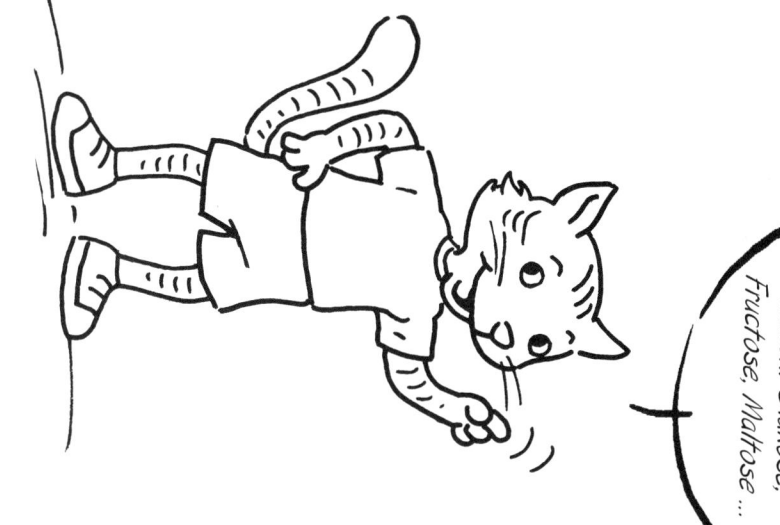

Achtung! Zucker kann verschiedene Namen haben: Glukose, Fructose, Maltose ...

Zutatenliste:

- Haferflocken
- Rosinen
- Zucker
- Sonnenblumenkerne
- Haselnüsse

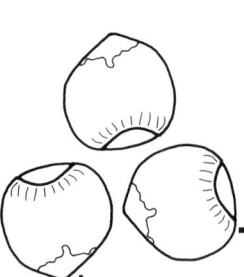

- Am besten sind Lebensmittel, bei denen möglichst wenige Zutaten auf der Liste stehen!

- Viele Menschen sind allergisch, zum Beispiel gegen Haselnüsse. Mit der Zutatenliste können sie erfahren, ob sie ein bestimmtes Lebensmittel essen dürfen.

Arbeitsblatt 1
zu Angebot

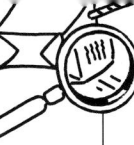

Was steht drauf – was steckt drin?

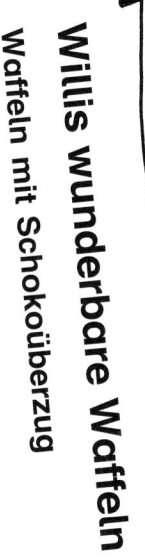

Willis wunderbare Waffeln
Waffeln mit Schokoüberzug

Zutatenliste:

Zucker, Weizenmehl, Kakaobutter, Volleipulver, Kakaomasse, Magermilchpulver, Butter, Glukosesirup, Milchzucker, Süßmolkepulver, Vollmilchpulver, Emulgator, Backtriebmittel

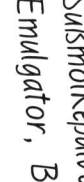

1. Welcher Stoff ist am meisten in den Keksen enthalten?

2. Welcher ist nur in geringer Menge enthalten?

3. Sieh dir die Zutatenlisten der folgenden Lebensmittel an und stelle fest, welche davon besonders viel Zucker enthalten. Kreise sie mit einem blauen Stift ein.

Kekse – Bonbons – Schokolade – Jogurt mit Frucht – Nuss-Nugat-Creme – Lakritz – Ketschup – Tomatenmark

4. Entdeckst du Lebensmittel, die gleichzeitig auch noch viel Fett enthalten? Kreise sie zusätzlich mit einem roten Stift ein.

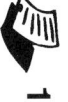

Wähle Süßigkeiten, die nicht außerdem noch viel Fett enthalten:

- Bonbons statt Schokolade
- Marmelade statt Nutella
- Gummibärchen statt Kekse

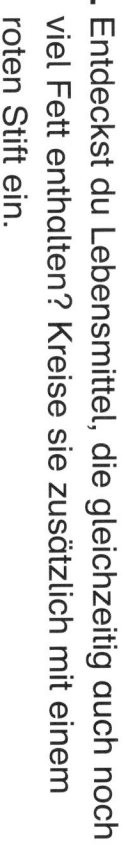

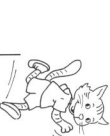

Gesunde Ernährung – Fitte Kinder

44

Arbeitsblatt 2
zu Angebot

Was steht drauf – was steckt drin?

Gitterrätsel

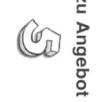 Hier haben sich 13 Begriffe rund um gesunde Ernährung und Fitness versteckt – findest du sie heraus?

K	O	H	L	E	N	H	Y	D	R	A	T	E
A	C	X	N	I	O	R	P	W	G	H	M	N
L	Y	B	E	W	E	G	U	N	G	R	Z	T
O	T	B	N	E	K	A	J	L	K	W	T	S
R	I	L	V	I	T	A	M	I	N	E	O	P
I	R	Z	V	S	N	M	I	U	P	L	K	A
E	C	G	L	S	P	H	N	J	K	I	T	N
W	Y	B	N	T	U	O	E	M	R	A	S	N
H	E	R	N	A	E	H	R	U	N	G	T	U
B	R	T	Z	M	A	Y	A	T	B	M	K	N
R	E	V	C	B	J	H	L	G	U	O	L	G
T	P	G	E	M	U	E	S	E	X	B	R	H
S	U	A	C	Z	R	I	T	O	G	F	U	L
H	R	T	L	I	B	E	O	B	S	T	J	P
U	E	S	G	N	U	L	F	E	T	T	R	P
M	P	E	N	Z	F	E	F	G	R	M	P	F
C	A	D	F	I	T	N	E	S	S	J	O	H

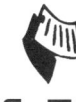

Infoblatt
zu Angebot 1

Warum überhaupt bewegen?

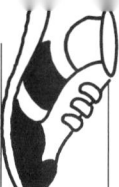

Im Kapitel „Fit durch Ernährung" kannst du sehen, welche Ernährung dein Körper braucht, um gut zu wachsen und dich gesund zu halten. Von den Sportlern kannst du lernen, wie Bewegung und Ernährung zusammenwirken, damit du leistungsfähig wirst und bleibst.

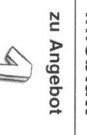

Unsere **Vorfahren**, die Steinzeitmenschen, konnten ihre Nahrung nicht im Supermarkt kaufen. Sie mussten ständig auf den Beinen sein, Früchte sammeln und Tiere jagen, damit sie genug zu essen hatten. Dadurch haben sie **viel Energie** verbraucht, die sie nur durch **ausreichende Nahrung** wieder bekamen. Du hast es heute leichter, wenn du etwas essen möchtest. Aber dein Körper ist so „gebaut", dass er sich bewegen muss, um deine Muskeln stark zu machen, damit sie deine Knochen schützen und dein Herz trainieren: Hast du draußen gespielt und dich dabei bewegt, wird dein Körper viel besser durchblutet. Du fühlst dich ein bisschen müde und kannst in der Nacht gut schlafen. Außerdem wird dein Körper durch die frische Luft besser mit Krankheiten fertig. Beim Spielen, Laufen und Toben lernst du schnell andere Kinder kennen, mit denen du redest und spielst. Du musst nicht jeden Tag Sport treiben, du kannst auch Bewegung in deinen Alltag bringen:

- Treppe statt Fahrstuhl oder Rolltreppe
- Fahrrad statt Bus
- Inline-Skaten statt Gameboy
- Zu Fuß zur Schule

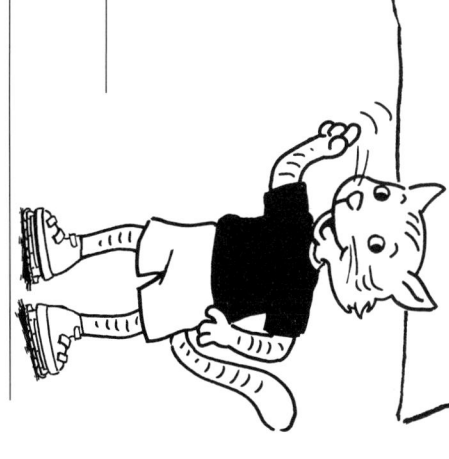

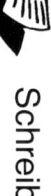

Schreibe noch weitere Ideen auf!

Arbeitsblatt zu Angebot 1

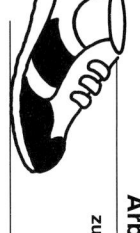

Warum überhaupt bewegen?

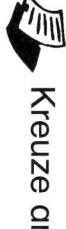 Kreuze an.

	Stimmt	Stimmt nicht
Es macht nichts, wenn ich nie nach draußen gehe.		
Wenn ich draußen spiele, wird mein Körper gut durchblutet.		
Beim Spielen und Toben lerne ich neue Leute kennen.		
Sport hilft dabei, meine Muskeln stark zu machen.		
Ich bleibe gesund, wenn ich mich gar nicht bewege.		
Die Steinzeitmenschen haben sich ganz wenig bewegt.		

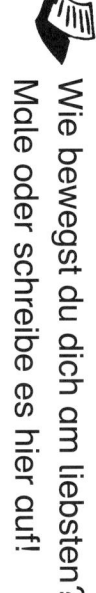 Wie bewegst du dich am liebsten? Male oder schreibe es hier auf!

Infoblatt zu Angebot 2

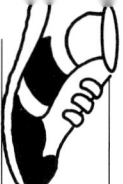

Wie Sportler trainieren

Egal, ob Fußballer, Tennisspielerin, Bergsteiger, oder Radprofi: Alle Sportler müssen sehr viel üben, damit sie gute Leistungen vollbringen. Wer viel Sport macht, braucht auch mehr Energie als andere. Du kannst im Angebot „Wie halten sich Sportler fit?" (S. 24) sehen, wie eine ideale Sportler-Ernährung aussieht. Doch nun zum Training:

Mit dem Aufwärmen fängt es an.

Müde Muskeln mögen nicht gern bewegt werden. Du kannst nach dem Aufwachen auch nicht sofort schwierige Matheaufgaben lösen. Deine Muskeln wollen „aufgeweckt" werden. Außerdem gibt es dann nicht so schnell einen „Muskelkater". Probier doch mal die Aufwärmübungen auf dem Arbeitsblatt aus!

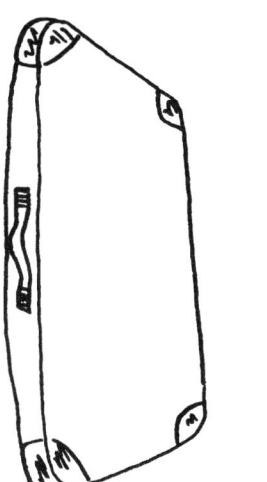

Ausdauerübungen stärken dich.

Sportler machen im Turnunterricht nicht schlapp! Dazu braucht man Ausdauer. Sportlern macht es wenig aus, sich viele Stunden lang zu bewegen. Wenn du mit Sport beginnen willst, sehr viel wiegst oder Probleme mit dem Kreislauf hast, solltest du erst mal einen Arzt fragen, was für dich das Beste ist.

Vor allem: **Nicht gleich übertreiben.** Sportler haben ein richtiges Trainingsprogramm und steigern ganz langsam ihre Übungen.

Aufbautraining für die Muskeln.

Das ist nur etwas für die **Kraftsportler.** Gewichtheber zum Beispiel wollen immer mehr Gewicht stemmen. Das geht nur, wenn sie ihre Muskeln durch Krafttraining jeden Tag mehr fordern. Für dich sind Ausdauerübungen geeigneter.

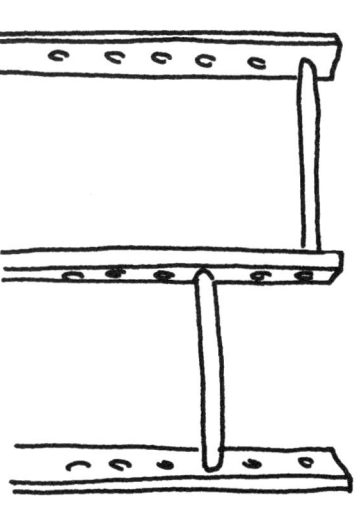

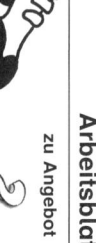

Arbeitsblatt zu Angebot 2

Wie Sportler trainieren

Aufwärmübungen für Kids

Vor jedem Sport mit kleinen Aufwärmspielen anfangen! Diese Übungen bereiten deine Muskeln auf die folgende Anstrengung gut vor.

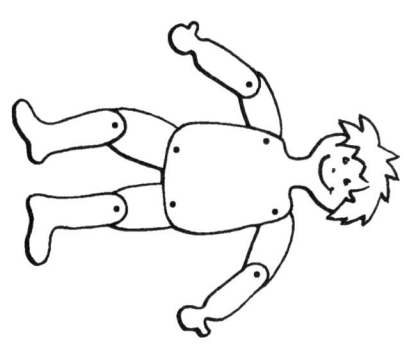

Hampelmann

Stelle dich mit leicht gegrätschten Beinen hin. Strecke deine Arme über dem Kopf aus. Jetzt klatsche in deine Hände und schließe gleichzeitig die Beine. Wenn du diese Übung mindestens 10-mal machst, wirst du schnell warm.

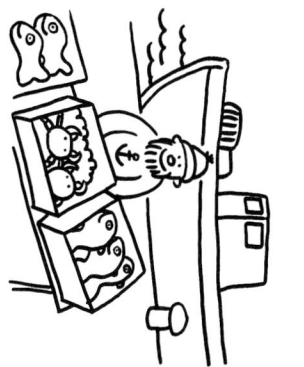

„Fischer, Fischer, wie tief ist das Wasser?"

Einer ist der Fischer, der sich auf die eine Seite des „Meeres" stellt. Die anderen Kinder rufen auf der anderen Seite den Spruch und der Fischer sagt ihnen, wie sie über das Meer kommen, zum Beispiel: durch Krabbeln, Hüpfen, Laufen ...

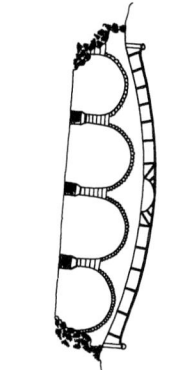

Brücken-Fangen

Das Fang-Spiel kennt jedes Kind. Bei dieser Art kann das gefangene Kind wieder befreit werden, wenn es mit seinem Körper eine Brücke macht (Bauch nach unten!) und die Mitschüler unter ihm durchschlüpfen. Ihr könnt euch unter selber Figuren einfallen lassen, die von den Gefangenen dargestellt werden.

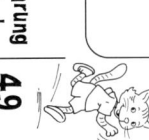

Gesunde Ernährung - Fitte Kinder

Ein gutes Körpergefühl

Spürst du deinen Körper?

Sicher merkst du, wenn es dir schlecht geht oder du krank bist. Aber bemerkst du auch, wenn du dich so richtig wohl fühlst? Du kannst deinen Körper nicht gut fühlen, wenn der Fernseher oder der Computer läuft und du eine Tüte Chips dabei isst, obwohl du gar nicht hungrig bist. Ein Gefühl für den eigenen Körper entwickeln – das kannst du lernen. Versuche es mal mit den Partner-Übungen vom Arbeitsblatt.

Warum ist das Körpergefühl so wichtig?

Menschen mit einem guten Körpergefühl können sich gut bewegen und die Bedürfnisse des eigenen Körpers spüren. Du merkst dann schnell, wann du dich bewegen oder ausruhen musst oder etwas zu trinken und zu essen brauchst.

Hunger oder Langeweile?

Knurrt dein Magen, weißt du, dass Nachschub gefordert ist – dein Körper braucht neue Energie. Bekommt er keine Nahrung, wirst du unruhig und bekommst schlechte Laune. Vielleicht isst du manchmal aber auch, weil dir einfach langweilig ist.

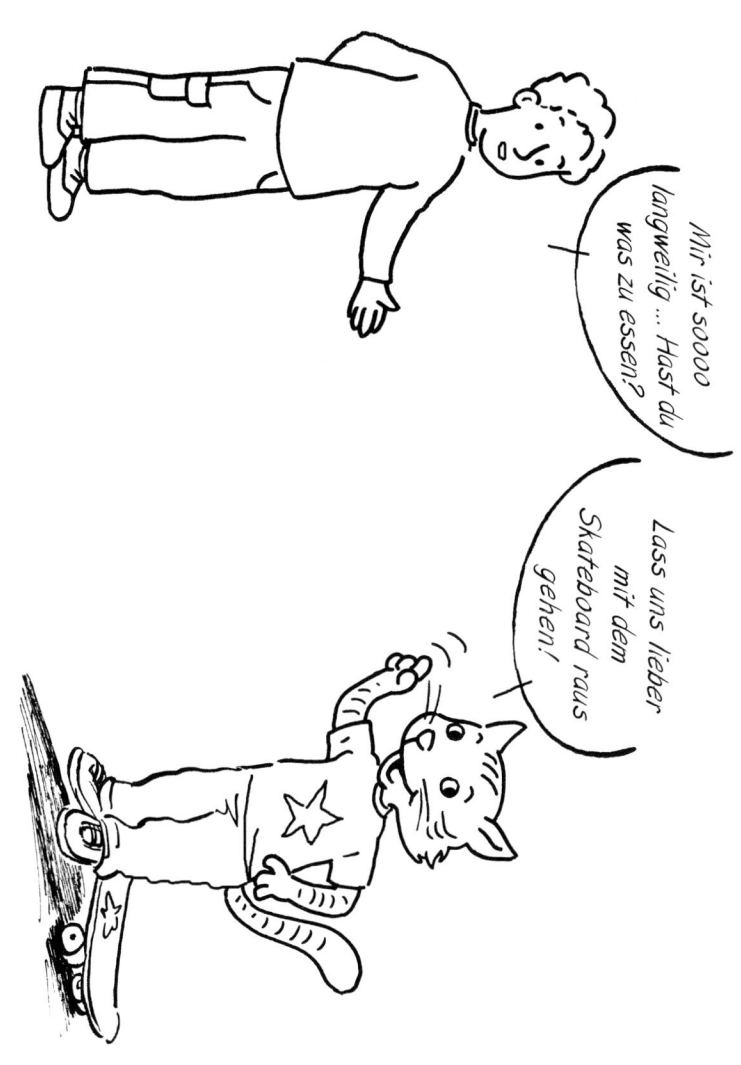

Mir ist soooo langweilig ... Hast du was zu essen?

Lass uns lieber mit dem Skateboard raus gehen!

Arbeitsblatt zu Angebot 3

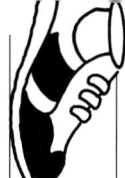

Ein gutes Körpergefühl

1. Spiegelbild
Stelle dich deinem Partner gegenüber. Tut so, als wäre einer von euch ein Spiegel. Die Bewegungen, die du machst, soll dein Partner zur gleichen Zeit nachmachen. Denkt euch verschiedene Bewegungen aus, zum Beispiel Zähne putzen, Haare kämmen, Lippenstift auftragen, Treppe runter-gehen und so weiter.

2. Zeitlupe
Ein Kind sagt an, wie ihr euch bewegen sollt, als Auto, als Tier usw. Dann ruft es „Zeitlupe" und alle Bewegungen müssen nun ganz langsam gemacht werden.

3. Geschnappt!
Zwei Kinder stehen sich mit aneinandergelegten Händen gegenüber. Ihre Fingerspitzen berühren sich fast. Einer versucht, die Hände des anderen zu fangen, der andere versucht, rechtzeitig auszuweichen. Dann wird gewechselt.

4. Tipp-Tipp
Du legst dich auf den Rücken und schließt die Augen. Dein Partner tippt ganz vorsichtig leicht auf einen Teil deines Körpers. Du musst möglichst genau sagen, wo er dich berührt hat, zum Beispiel am rechten Oberschenkel, am linken kleinen Finger und so weiter.

5. Tandem
Zwei Kinder liegen auf dem Rücken. Die Beine sind angewinkelt, die Fußsohlen berühren sich. Nun fahrt ihr gemeinsam Fahrrad, dabei sollen die Füße sich ständig berühren. Wechselt das Tempo!

Gesunde Ernährung - Fitte Kinder

Arbeitsblatt zu Angebot 4

Mein Bewegungsprogramm

1. Probiere möglichst viele Übungen aus.
2. Du kannst in der letzten Spalte ein Kreuz machen, wenn du die Übung geschafft hast.

Zu zweit macht es mehr Spaß!

3. Denke dir noch drei Übungen aus und schreibe sie auf.

Top Ten

		Geschafft!
1.	**Hampelmann:** 10-mal Hampelmannsprung	
2.	**Storch im Salat:** Eine Minute auf einem Bein stehen – wechseln.	
3.	**Seilspringen:** 30 Sekunden springen.	
4.	**Minitramp:** 20 Sprünge. Oder: 20 Sprünge in einen Reifen und wieder heraus.	
5.	**Ball prellen:** 20-mal gegen eine Mauer und wieder auffangen.	
6.	**Hula-Hoop:** Den Reifen 10-mal um die Hüfte kreisen lassen.	
7.	**Flieger:** Leg dich mit dem Bauch auf einen großen Gymnastikball – dann hebe Arme und Beine in die Luft. Versuche, mindestens 5 Sekunden in der Luft zu bleiben. Wer von euch schafft es am längsten?	
8.		
9.		
10.		

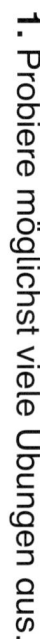

Arbeitsblatt zu Angebot 1

Coole Rezepte

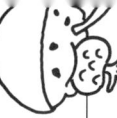

Müsli-Riegel zum Muntermachen

Zutaten:
- 1 EL grobe Haferflocken
- 1 TL gehackte Nüsse
- 1 TL Sonnenblumenkerne
- 1 EL Honig
- 1 EL Kakao

So geht es:
1. Haferflocken, Nüsse und Sonnenblumenkerne in einer Pfanne erhitzen und unter Rühren vorsichtig rösten. Danach die Platte ausschalten.
2. Honig und Kakao dazugeben und so lange weiterrühren, bis alles vermischt ist.
3. Mit einem Esslöffel kleine Häufchen der Masse auf Backpapier geben und flach ausstreichen.
4. Eine halbe Stunde warten, bis die Riegel fest sind.

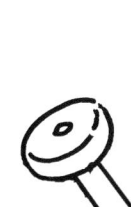

Häschen-Aufstrich

Zutaten:
- 4 kleine Möhren
- 2 säuerliche Äpfel
- 1 EL Zitronensaft
- 2 Lauchzwiebeln
- 1 Magermilchjogurt
- 1 EL Majonäse
- Gemüsebrühe
- Paprikapulver
- Currypulver
- Pfeffer

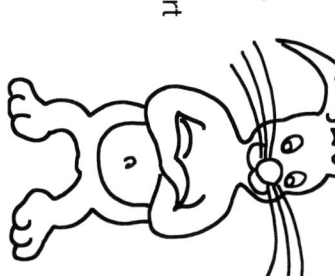

So geht es:
1. Möhren und Äpfel putzen und auf einer Reibe fein raffeln. Mit Zitronensaft beträufeln.
2. Die Lauchzwiebeln sehr fein würfeln. Möhren, Äpfel und Lauchzwiebeln in eine Schale geben.
3. Jogurt und Majonäse vermischen und darübergeben.
4. Mit der Brühe und den → Gewürzen abschmecken.

Ampel-Quark

Zutaten:
- 250 g Magerquark
- 2–3 EL Milch
- 1 rote Paprikaschote
- 1 gelbe Paprikaschote
- 1 Knoblauchzehe
- 10 Blätter Basilikum
- 1 EL Tomatenmark
- Pfeffer
- Salz
- Paprikapulver

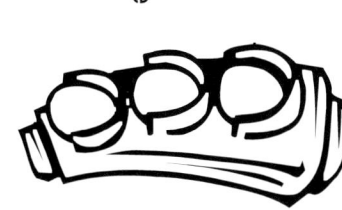

So geht es:
1. Quark und Milch mit einem Schneebesen cremig rühren.
2. Paprikaschoten waschen, der Länge nach durchschneiden, die Kerne entfernen, in kleine Würfel schneiden und in den Quark geben.
3. Knoblauch pellen und zerdrücken, Basilikum waschen und fein hacken. Beides unter den Quark rühren. Mit den Gewürzen abschmecken.

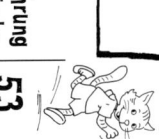

Gesunde Ernährung – Fitte Kinder

Arbeitsblatt zu Angebot 2

Power-Drinks

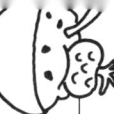

Muntermacher (für 4 Personen)

Zutaten:
- 1 Banane
- 100 ml naturtrüber Apfelsaft
- 100 ml Orangensaft (am besten frisch gepresst)
- 1 Spritzer Zitronensaft, evtl. Eiswürfel

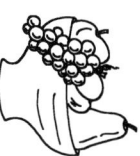

So geht es:
1. Die Banane klein schneiden und in einen Mixer geben.
2. Die beiden Säfte und einen Spritzer Zitrone dazugeben und ungefähr eine Minute mixen.

Milch-Mix (1 Portion)

Zutaten:
- ¼ l Vollmilch oder fettarme Milch
- 150 g Früchte (je nach Jahreszeit oder TK)

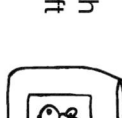

So geht es:
1. Das Obst waschen, klein schneiden und in einen Mixer geben.
2. Die Milch dazugießen und ungefähr eine Minute mixen.

Mit Bananen oder Erdbeeren schmeckt es auch ohne Zucker süß!

Fit-4-U (für 4 Personen)

Zutaten:
- 250 ml Buttermilch
- 250 ml Ananassaft
- 250 g Himbeeren

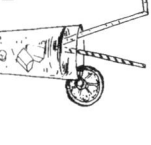

So geht es:
1. Himbeeren in den Mixer geben und pürieren.
2. Buttermilch und Ananassaft dazugeben und kurz miteinander vermixen.

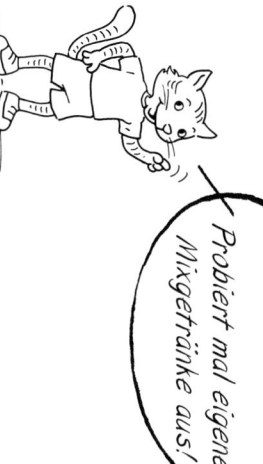

Probiert mal eigene Mixgetränke aus!

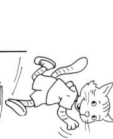

Gesunde Ernährung – Fitte Kinder

Infoblatt zu Angebot 3

Das Auge isst mit

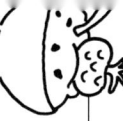

Ein schön gedeckter Tisch

Das kennst du sicherlich: Wenn ihr zu Hause **Besuch** bekommt oder ein **Fest** gefeiert wird, dann wird der Tisch schön gedeckt. Es macht bestimmt Spaß, an einem solchen Tisch zu sitzen und das Essen wird zu etwas Besonderem.
Es ist spannend, eine schöne Tischdekoration vorzubereiten. Hier sind einige Anregungen, wie du einen Tisch besonders schön decken kannst. Probiere sie doch einfach mal aus:

- ein Tischtuch auflegen
- Blumen in eine Vase stellen
- hübsch gefaltete Servietten verteilen
- selbstgebastelte Tischkarten und Tisch-Sets verwenden
- Teelichter aufstellen

Einige Anleitungen findest du auf Arbeitsblatt 2, S. 57.

Man kann einen Tisch auch zu **verschiedenen Themen** dekorieren.

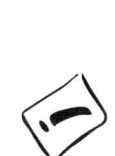

Womit könntest du einen Tisch zu diesen Festen dekorieren?

Geburtstagsparty _____

Weihnachten _____

Ostern _____

Halloween _____

 Seid einmal „Feine Herrschaften" und gestaltet so eine Feier.

Gesunde Ernährung – Fitte Kinder

Arbeitsblatt 1 zu Angebot 3

Das Auge isst mit

 1. Male hier einen schön gedeckten Tisch. Vielleicht dekorierst du ihn passend zu einem Thema.

Mein schön gedeckter Tisch

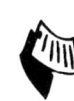 2. Trage hier ein, welche Manieren gut und welche schlecht sind. Fallen dir noch andere ein?

Tischmanieren – gut oder schlecht?

gut	schlecht

- die Kappe abnehmen
- den Teller zu voll häufen
- mit vollem Mund reden
- TV während des Essens
- gemeinsam beginnen
- eine Serviette benutzen

Arbeitsblatt 2 zu Angebot 3

Das Auge isst mit

Tisch-Deko – selbstgemacht Servietten falten

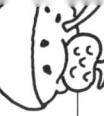

Tafelspitz

Das ist eine einfache Serviettenform.
Du kannst sie sehr schnell herstellen.

Fächer

Lege die halbe Serviette zuerst bis über die Mitte in Streifen, wie eine Ziehharmonika. Drehe die Serviette um und falte die Schmalseiten längs aufeinander zu. Jetzt musst du noch einen „Fuß" herstellen: Falte die obere Kante zum Dreieck nach unten. Unten sollte ein etwa 2 cm breiter Rand überstehen.

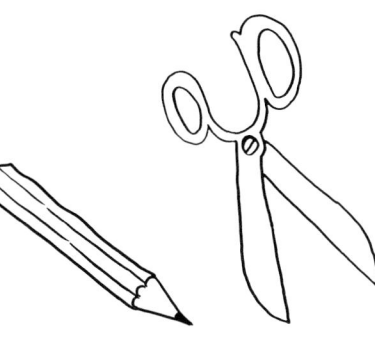

Tisch-Lichter

Beklebe ein leeres Marmeladenglas mit Transparentpapierresten. Dazu bestreichst du das Glas mit Kleister und drückst die Schnipsel des farbigen Transparentpapieres darauf. Zum Schluss ein Teelicht in das Glas stellen.

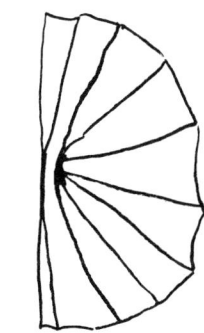

Tisch-Sets

Ein selbstgemaltes Bild, aus Illustrierten ausgeschnittene Motive oder einfach nur bunte Papierschnipsel: In eine DIN-A3-Laminierfolie eingeschweißt ergeben sie tolle Tisch-Sets.

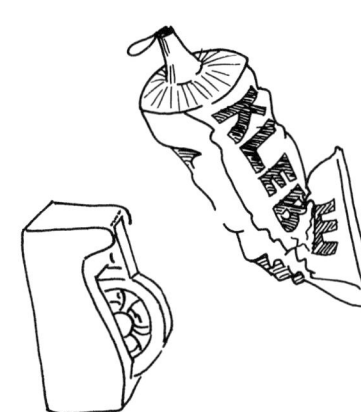

Gesunde Ernährung – Fitte Kinder

57

Infoblatt zu Angebot 4

Entspannung pur

Entspannung pur!

Nicht nur Bewegung und eine ausgewogene Ernährung machen dich rundum fit. Genauso wie Langeweile kann auch Stress ein Grund dafür sein, dass du dich falsch ernährst – da hilft nur:

Was ist eigentlich Entspannung? Entspannung ist das Gegenteil von Anspannung. Spanne einen Arm fest an, du spürst deine Muskeln. Nun lass ihn wieder locker – dein Arm ist entspannt.

... und wie kann ich mich entspannen? Dazu gibt es Entspannungstechniken. Dabei lernst du, dich durch Konzentration und ruhige Atmung selbst zu entspannen.

Tiefes Atmen verbessert deinen Kreislauf. Dein Körper kann mehr Sauerstoff aufnehmen, wenn du tief atmest. Auch durch Sport entspannst du dich, denn nach einer Anstrengung erholt sich dein Körper besser.

Du kannst auch noch anders Stress abbauen, zum Beispiel durch Lesen, Musizieren, Tanzen, Singen, Handarbeiten, Beschäftigung mit Tieren, Geschichten hören, Mandalas malen und so weiter.

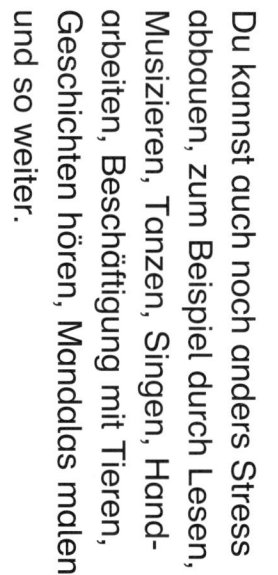

Noch ein Tipp gegen Stress: Rede mit einem Freund oder einer Freundin über deine Probleme!

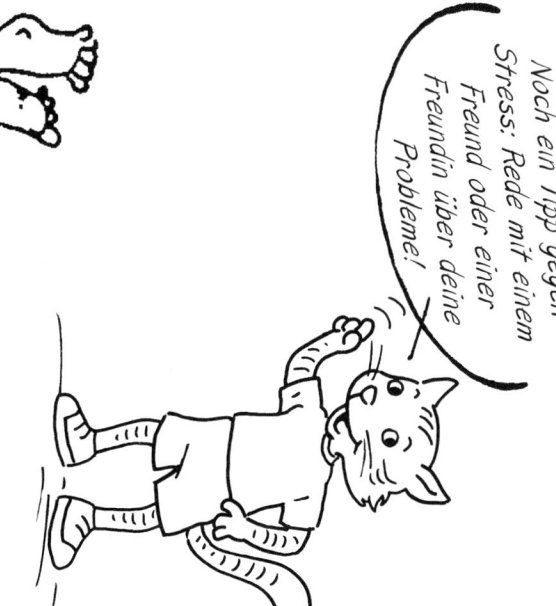

Gesunde Ernährung - Fitte Kinder

Entspannung pur

Arbeitsblatt 1 zu Angebot 4

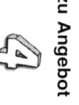

Male das Mandala aus. Konzentriere dich ganz auf dein Mandala – leise, ruhige Musik hilft dir dabei.

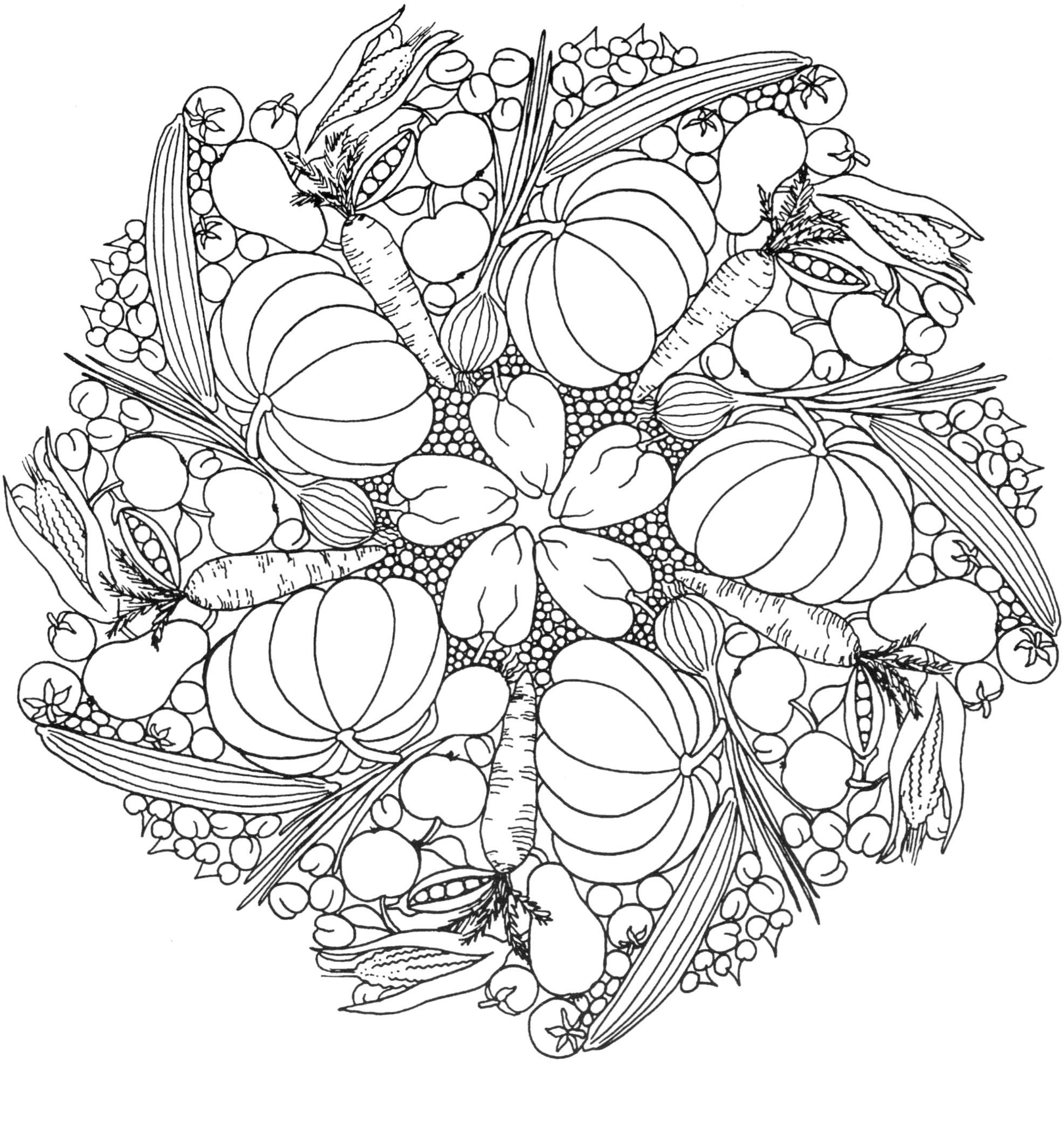

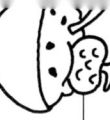

Arbeitsblatt 2

zu Angebot 4

Entspannung pur

Sandsackparade
Du brauchst eine Matte oder Decke als Unterlage und mehrere Sandsäckchen.
Suche dir einen Partner oder eine Partnerin.
Einer von euch legt sich mit dem Rücken auf die Matte. Wer mag, schließt die Augen.
Der andere bedeckt ihn langsam und vorsichtig mit den Sandsäckchen.
Tauscht danach die Rollen.

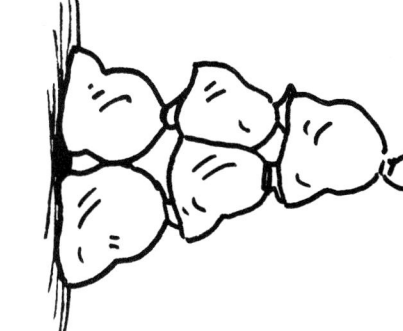

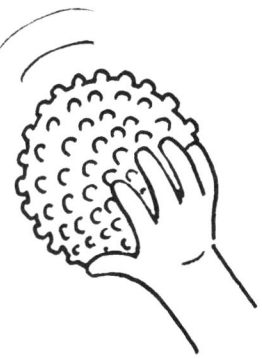

Beim tiefen Einatmen hebst du mit deinem Bauch die Sandsäckchen hoch.

Igel-Massage
Du brauchst einen Igel-Ball.
Suche dir einen Partner oder eine Partnerin.
Einer rollt mit dem Igel-Ball vorsichtig über den Rücken des anderen, aber nicht über die Wirbelsäule rollen.
Danach tauscht ihr die Rollen.

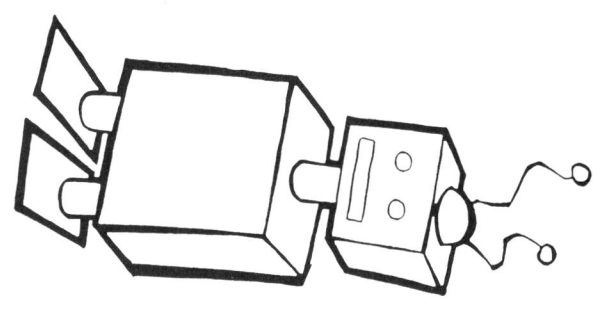

Roboter
Suche dir einen Partner oder eine Partnerin.
Der Roboter hängt zu Beginn der Übung schlaff herum, Kopf und Oberkörper sind vornübergebeugt.
Der „Techniker" setzt ihm eine neue Batterie ein, sodass der Roboter völlig aufgerichtet und angespannt vor ihm steht. Nun kann der Techniker ihn in verschiedene Richtungen dirigieren, bis die Batterien wieder leer sind. Dann werden die Rollen getauscht.

Infoblatt zu Angebot 1

So bin ich

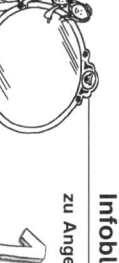

Zu dick oder zu dünn?

→ **Übergewicht:**
Viele Menschen sind heutzutage zu dick: **Sie essen zu viel**, zu fett, zu süß und **bewegen sich zu wenig**. Ernsthafte Krankheiten können die Folge sein.

→ **Untergewicht:**
Einige Menschen sind aber auch **zu dünn**. Besonders junge Mädchen wollen immer mehr Gewicht verlieren, obwohl sie schon ganz schlank sind. Sie nehmen immer weiter ab und werden krank. Magersucht ist lebensgefährlich. Um herauszubekommen, ob du zu dick oder zu dünn bist, hörst du am besten auf dein Gefühl: Fühlst du dich wohl in deiner Haut? Bist du aktiv? Kannst du das Essen genießen? Magst du dich so, wie du bist?

Egal, ob du nun etwas dicker oder eher dünn bist: **Alle Menschen sollten an sich selbst Dinge finden, die sie mögen**, zum Beispiel die lustigen Sommersprossen, das hübsche Lächeln, oder dass man für seine Freunde immer da ist. Überlege einmal, was dir an dir selbst richtig gut gefällt. Frage dann deine Freunde, was sie besonders an dir schätzen.

Schreibe auf, was du und andere an dir mögen.

Das gefällt mir gut an mir:

Das mögen andere an mir:

Arbeitsblatt 1 zu Angebot 1

So bin ich 1/2

Erwachsene können mit dem BMI (Body Mass Index) feststellen, ob ihr Gewicht im richtigen Bereich liegt. So wird er errechnet:

$$BMI = \frac{\text{Körpergewicht in kg}}{(\text{Körpergröße} \times \text{Körpergröße in m})} = \boxed{}$$

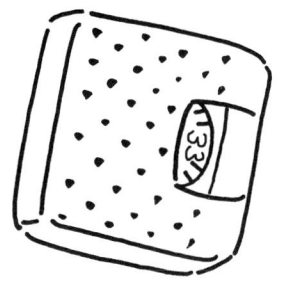

Hier ein Beispiel:
Julian ist 10 Jahre alt.
Er ist 1,35 m groß und wiegt 33 kg.

$$BMI = \frac{33 \text{ kg}}{(1{,}35 \times 1{,}35) \text{ m}} = 18{,}11$$

Da Kinder noch wachsen, gilt diese Formel für sie nur eingeschränkt. In der Tabelle auf S. 63 kannst du ablesen, ob dein Gewicht O.K. ist.

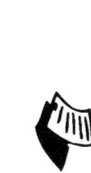

Auf dem Arbeitsblatt 2 auf Seite 63 kannst du überprüfen, ob dein Gewicht zu dir passt:

1. Gehe mit dem linken Zeigefinger die Linie deines BMI von links nach rechts entlang. Mit dem rechten Zeigefinger verfolgst du die Linie deines Alters von unten nach oben.

2. Markiere den Punkt, an dem sich beide Linien treffen mit einem kleinen Kreuz.

3. Liegt das Kreuz im mittleren Bereich, ist mit deinem Gewicht alles O.K.

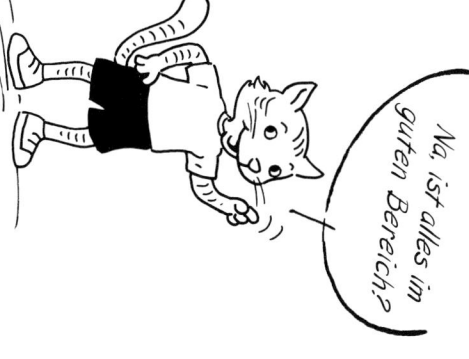

Na, ist alles im guten Bereich?

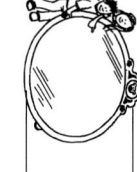

Arbeitsblatt 2
zu Angebot

So bin ich 2/2

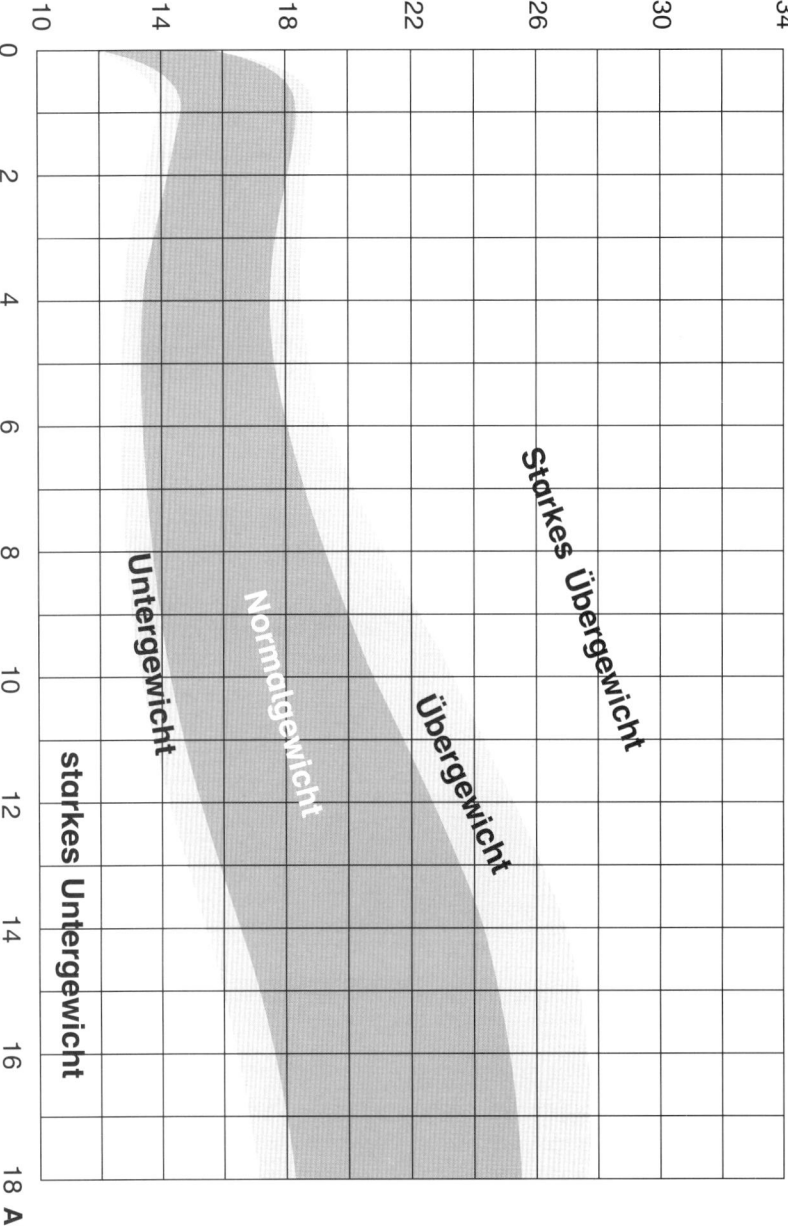

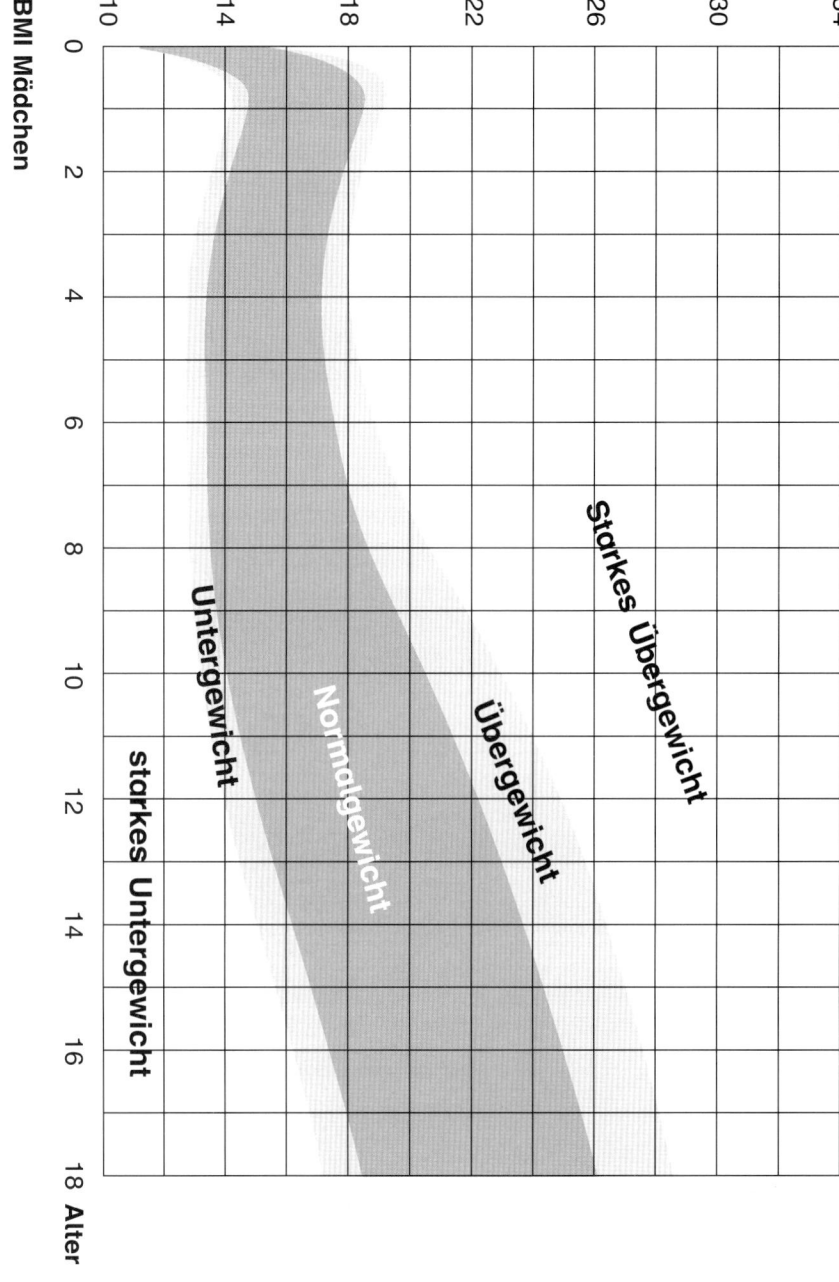

Anton wird geärgert 1/2

Die Schulglocke läutete und alle Kinder der 4b stürmten aus dem Klassenraum. Anton trottete hinterher. Seine Klassenkameraden riefen ihn wegen seines enormen Körperumfangs nur „Tonne". Das fand er gemein und es tat ihm jedes Mal ziemlich weh, wenn er diesen Namen hörte. Aber was sollte er machen? Es stimmte ja, er war wirklich ziemlich dick. Anton hörte noch, wie die anderen sich zum Schwimmen verabredeten. Früher war er auch gern schwimmen gegangen …

Eigentlich hätte er das kurze Stück bis nach Hause gut zu Fuß schaffen können, aber warum sich anstrengen? Schließlich hielt der Bus direkt vor seiner Haustür. Auf dem Weg zur Bushaltestelle schaute Anton am Kiosk von Ahmed vorbei. Das machte er jeden Mittag so. Ahmed kannte ihn schon und wusste sofort, was Anton wollte: „Na, Anton, wieder drei Schokoriegel und eine Flasche Limo?" „Klar, aber ich nehme noch 'ne Tüte Pommes mit Majo. Mann, ist das heute wieder ein Tag gewesen." Wenn er nur daran dachte, wurde ihm noch ganz schlecht. Fußball in der Sportstunde. Es wurden Mannschaften gewählt. Natürlich blieb er wieder als Letzter übrig. Schließlich wurde er einfach vom Sportlehrer einem Team zugeteilt, was die anderen laut protestieren ließ. „Was sollen wir mit der Flasche? Wegen dem verlieren wir bestimmt! Der kann doch gar nicht laufen!" Anton wäre am liebsten im Boden versunken, aber da wurde auch schon angepfiffen. Während des ganzen Spiels wurde er kein einziges Mal angespielt. „Na ja, egal", dachte er sich und kaum aus der Tür, kam er schon sein Bus. Anton ließ sich auf den Sitz plumpsen und riss das Papier vom ersten Schokoriegel. Im Nu hatte er alles verdrückt und die ganze Flasche Limo geleert.

Anton wohnte mit seiner Mutter und seiner kleinen Schwester im vierten Stock. Als er oben ankam, war er völlig außer Atem und schweißgebadet. Es war niemand zu Hause. Seine Mutter musste immer lange arbeiten und seine Schwester war noch im Kindergarten. Er wollte gerade den Kühlschrank öffnen, als das Telefon klingelte. „Hey, Tonne, hast du Bock auf skaten?" Das war Dennis, ein Nachbarsjunge, mit dem er sich etwas angefreundet hatte. Anton starrte auf seine Skates, die noch völlig unbenutzt im Regal standen. Seine Mutter hatte sie ihm zum Geburtstag geschenkt. „Damit du auch mal ein bisschen rausgehst", hatte sie gesagt. Aber nachdem er die Dinger einmal heimlich im Hof ausprobiert hatte, wusste er, dass die anderen ihn nur auslachen würden und wieder „Tonne" rufen würden.

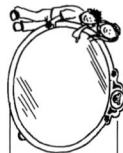

Arbeitsblatt 2
zu Angebot 2

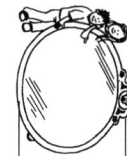

Anton wird geärgert 2/2

So erzählte er Dennis irgendwas von „keine Zeit, muss lernen" und ging wieder zum Kühlschrank. Inzwischen hatte er richtig Hunger bekommen. Da stand der Topf mit Gemüsesuppe, die seine Mutter gestern Abend gekocht hatte. „Du musst sie nur warm machen, dauert keine zehn Minuten", hörte er sie noch sagen. Doch dafür blieb nun keine Zeit mehr, im Fernsehen kam jetzt seine Lieblings-Talkshow. Also griff er sich schnell einen Schokopudding und eine Tüte Chips und machte es sich vor dem Fernseher gemütlich. Zwei Talkshows und eine Tafel Schokolade später fiel Anton plötzlich ein, dass er noch die Mathe-Hausaufgaben machen musste. Die waren diesmal besonders knifflig. Und da waren doch noch irgendwo die Zuckermandeln? ... Als die Tüte leer war, hatte er immer noch keine Lösung aufgeschrieben. Sein Kopf fühlte sich an wie Watte. Er gähnte und merkte, dass er total müde wurde. Die Aufgaben könnte er ja auch morgen früh noch machen. Anton legte sich auf sein Bett und schlief sofort ein.

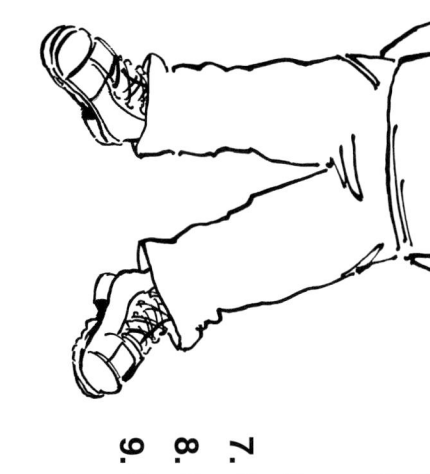

 Beantworte die Fragen zum Text in deinem Heft!

1. Warum wird der Junge in der Geschichte „Tonne" genannt?
2. Wie kommt Anton nach der Schule nach Hause?
3. Beschreibe Antons Mittagessen.
4. Warum ist Anton beim Fußballspiel nicht in die Mannschaft gewählt worden?
5. Wie hat er darauf reagiert?
6. Warum verabredet sich Anton nicht mit Dennis zum Skaten?
   a) Er muss für eine Arbeit lernen.
   b) Es ist ihm peinlich, weil er wegen seines Gewichts nicht so gut skaten kann.
   c) Er hat gar keine Skates.
7. Warum isst Anton nicht die Gemüsesuppe?
8. Was isst er stattdessen?
9. Welche Tipps hast du für Anton?

Infoblatt zu Angebot 3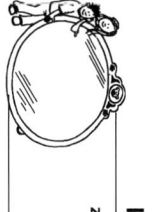

Müssen Diäten sein?

Fett-Killer
Schlank und fit
in 7 Tagen
50 Kapseln
nur 49,95?!

ZITRONEN-DIÄT
Sauer macht schlank

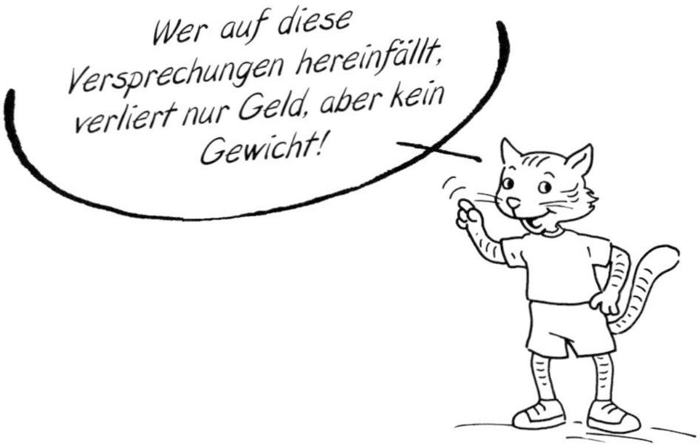

Pflaumenkuchen-Diät
Blitzschnell
5 Kilo weniger

Wer auf diese Versprechungen hereinfällt, verliert nur Geld, aber kein Gewicht!

Die Werbung verspricht viel, aber bei den meisten Diäten tappt man leicht in eine **Falle**: Sie machen eher krank und dick als schlank und gesund. Der Körper wird nicht ausgewogen ernährt. Nach der ⟶ Diät nimmt man noch mehr Gewicht zu als vorher. Das nennt man auch **JoJo-Effekt**.

Wenn man etwas an seiner Figur ändern möchte, muss man sich **Zeit** dafür nehmen. Der Körper hat einige Zeit benötigt, um Gewicht anzusetzen. Da ist es nur logisch, dass er auch eine gewisse Zeit braucht, um Gewicht abzubauen. Es ist einfacher, in kleinen Schritten vorzugehen und nicht gleich alles zu verändern oder auf bestimmte Lebensmittel zu verzichten.

Kinder sollten keine Diät machen!

Für Kinder sind Diäten noch ungesünder als für Erwachsene. Weil der Körper eines Kindes noch wächst, benötigt er eine besonders ausgewogene Ernährung. Wer sich an der Ernährungspyramide orientiert und sich ausreichend bewegt, braucht sich keine Sorgen zu machen.

Wer Gewicht verlieren möchte, braucht keine Diät, sondern muss seine Lebensweise dauerhaft umstellen: ausgewogene Ernährung, ausreichende Bewegung, Entspannung.

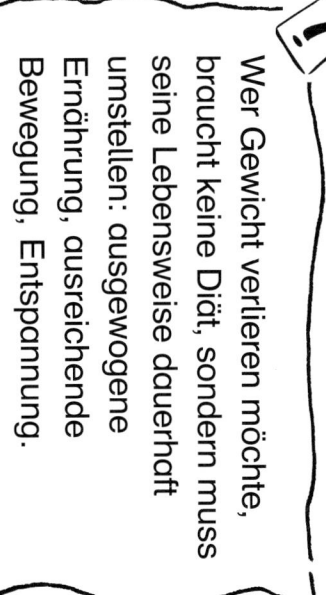

Gesunde Ernährung – Interaktiv

Arbeitsblatt zu Angebot 4

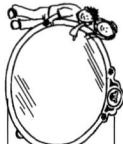
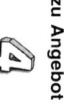

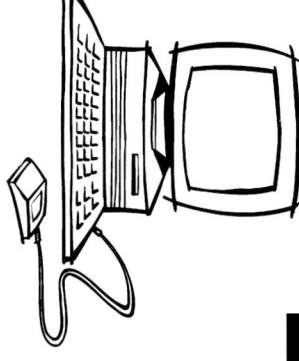

1. Probiere diese Surf-Tipps aus.
2. Welches ist dein Lieblingsspiel?
3. Findest du noch mehr Mitmach-Ideen im Internet?

■ **Hast du Biss?**
In diesem Quiz dreht sich alles um leckeres Obst, knackiges Gemüse und das Thema „5 am Tag".
www.machmit-5amtag.de/cms/www.machmit.de

■ **Molas Abenteuer in der Zauberpyramide.**
Steuere Mola durch die dunklen Gänge der Zauberpyramide. Auf deinem Weg triffst du auf Fragen und Spiele rund um die Ernährung. Die richtigen Lösungen führen dich zu einer Schatztruhe mit einer wichtigen Botschaft.
www.talkingfood.de

■ **Bio find' ich Kuh-l**
Was heißt das eigentlich, wenn auf deinem Gemüse „Öko" oder „Bio" steht? Auf dieser Seite kannst du es herausfinden. Außerdem gibt es interessante Experimente, tolle Bastel- und Malvorschläge und viele leckere Rezepte. Alles rund um Natur, Umwelt und Ernährung.
www.oekolandbau.de/kinder

■ **Iss was?!**
Noch eine tolle Seite, auf der du viel Interessantes zum Thema Ernährung findest. Am Ende kannst du bei einem Quiz dein Wissen testen.
www.kindernetz.de/infonetz/thema/ernaehrung

■ **Das Kinder- und Jugendportal der CMA**
(Centrale Marketing-Gesellschaft der deutschen Agrarwirtschaft)
www.cma.de/young.php

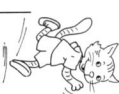

Gesunde Ernährung - Fitte Kinder

Kleines Ernährungslexikon

Appetit	bekommt man durch lecker aussehende Essen oder durch den leckeren Geruch der Speisen.
Aromastoffe	werden den Lebensmitteln zugesetzt, damit sie besser schmecken oder duften. (siehe „Zusatzstoffe")
Ballaststoffe	sind die Bausteine der Pflanzen, der Körper braucht sie für eine gute Verdauung.
Bakterien	sind kleine Lebewesen, die Krankheiten im Körper auslösen können. Sie sind im Darm vorhanden, um die Nahrung abzubauen und werden in einige Nahrungsmitteln hineingegeben. (siehe „Jogurt")
Baustoffe	sind Nährstoffe, die den Körper aufbauen.
Betriebsstoffe	sind Nährstoffe, die dem Körper Energie liefern.
Butter	ist ein tierisches Streichfett.
Calcium	ist ein Mineralstoff und wichtigster Stoff zum Aufbau der Knochen und Zähne.
Diät	ist eine besondere Ernährung bei Krankheiten oder auch zum Abnehmen.
Eiweiß	baut den Körper auf und ist der wichtigste Nährstoff, liefert aber auch Energie.
Energie	verbraucht der Körper bei jeder Bewegung.
E-Nummern	dahinter verstecken sich verschiedene Stoffe, die in die Lebensmittel hineingetan werden. (siehe „Zusatzstoffe")
Energiebedarf	ist die Energie, die der Körper zum Leben braucht. Er richtet sich danach, wie viel man sich bewegt und wie groß man ist.
Energiezufuhr	ist die Menge an Energie, die man durch die Nahrung zu sich nimmt.
Ernährung	ist alles das, was ein Mensch isst.
Ernährungspyramide	Sie zeigt uns, von welchen Nahrungsmitteln man viel oder wenig essen sollte.
Essverhalten	bezeichnet die Art, wie man mit Essen umgeht, ob man zum Beispiel viel oder wenig isst, was oder wie man isst.

Kleines Ernährungslexikon

Fasten	ist eine Zeit ohne Essen oder Verzicht auf bestimmte Nahrungsmittel.	**Getreide**	Zum Getreide gehören Weizen, Dinkel, Hafer, Gerste, Roggen, Reis, Mais, Hirse. Diese Getreidearten wachsen auf dem Feld.
Fastfood	heißt: „Schnelles Essen" und enthält meistens viel Fett und Zucker (wie Hamburger, Döner, Pommes).	**Getreidekorn**	ist ein Teil der Frucht des Getreides und enthält viele Nährstoffe. Es kann zu Mehl gemahlen oder zu Flocken verarbeitet werden.
Fett	liefert langsam Energie, die lange „brennen" kann. Fett wird im Körper gespeichert für „Notzeiten", wenn wenig zu essen da ist.	**Getreide-produkte**	sind Nahrungsmittel, die aus Getreide hergestellt werden, wie Brot, Nudeln oder Müsli.
Fettzelle	speichert das Fett im Körper.	**Gewürze**	sorgen dafür, dass etwas lecker schmeckt und riecht. Sie haben aber keine Energie (Kalorien).
Fisch	ist ein Tier und kommt aus Flüssen oder dem Meer.	**Grundnähr-stoffe**	sind Kohlenhydrate, Fett und Eiweiß. (siehe auch „Hauptnährstoffe")
Fleisch	ist ein Stück von einem Tier, es kann von allen Tieren stammen.	**Hauptnähr-stoffe**	sind Kohlenhydrate, Fett und Eiweiß, die der Körper in ausreichender Menge braucht, denn sie liefern Energie.
Flüssigkeit	braucht der Körper, weil er sonst nicht leben kann.		
Flüssigkeits-bedarf	ist das, was der Körper täglich an Flüssigkeit (Getränke/Suppe) benötigt.	**Hülsenfrüchte**	sind pflanzliche Nahrungsmittel und wachsen in Hülsen wie zum Beispiel Erbsen, Bohnen, Linsen.
Gemüse	ist ein pflanzliches Nahrungsmittel, wie zum Beispiel Erbsen, Gurken, Salat und Möhren.	**Hunger**	hat man, wenn man länger nichts gegessen hat und der Körper Energie braucht.
Getränke	liefern dem Körper Flüssigkeit, sie enthalten manchmal viel Zucker.		

Kleines Ernährungslexikon

Jogurt	wird aus Milch und bestimmten Bakterien hergestellt.	**Milchprodukte**	sind die Nahrungsmittel, die aus Milch hergestellt werden, wie zum Beispiel Jogurt, Quark, Käse, Butter und Sahne.
Jojo-Effekt	Wenn man einige Zeit nach einer Diät mehr Gewicht hat als vorher.	**Mineralstoffe**	bauen den Körper auf und sind überall im Körper enthalten.
Kalorien	ist die Einheit, in der die Energie der Nahrung gemessen wird.	**Müsli**	ist eine Zubereitung aus Haferflocken und anderen Produkten auf Getreidebasis und Obst beziehungsweise Trockenobst, die mit Milch oder Jogurt meist zum Frühstück gegessen wird.
Käse	wird aus Milch hergestellt und enthält viel Calcium zum Aufbau der Knochen.		
Karies	ist eine Krankheit der Zähne und entsteht, wenn man viel Süßes isst oder die Zähne schlecht putzt.	**Nahrungsmittel**	brauchen wir, um den Körper zu ernähren.
Kohlenhydrate	liefern schnell Energie, die sofort verbrennt.	**Nährstoffe**	siehe Hauptnährstoffe
Lebensmittel	heißt alles, was wir essen können.	**Nährstoffgehalt**	ist die Menge der Nährstoffe in einem Lebensmittel.
Limonade	wird aus Wasser, Zucker und Aromastoffen hergestellt.	**Nährwert**	gibt an, welchen Wert ein Lebensmittel für den Menschen hat.
Margarine	wird aus Öl und Wasser hergestellt.	**Obst**	ist ein pflanzliches Nahrungsmittel, wächst an Sträuchern und Bäumen. Obst enthält viel Wasser.
Mehl	entsteht durch das Mahlen von Getreide, es kann grob oder fein sein.		
Milch	ist die erste Ernährung für ein junges Säugetier. Wenn wir älter sind, trinken wir meistens Kuh-Milch.	**Pflanzliche Nahrungsmittel**	kommen von der Pflanze.

Kleines Ernährungslexikon

Süßigkeiten	schmecken lecker, haben aber viel Zucker und meistens auch noch Fett. Zu viel Süßigkeiten machen dick.
Tierische Nahrungsmittel	kommen von Tieren oder werden aus Tieren gemacht.
Übergewicht	bekommt man, wenn man mehr isst, als der Körper benötigt.
Untergewicht	bekommt man, wenn man weniger isst, als der Körper benötigt.
Verbrennung	Der Körper verbrennt die Hauptnährstoffe zu Energie.
Verdauung	ist der Vorgang, in dem das Essen zerkleinert und ausgeschieden wird.
Verstopfung	entsteht, wenn man falsche Nahrungsmittel isst oder sich nicht ausreichend bewegt.
Vitamine	sind Stoffe, die der Körper braucht. Sie schützen deinen Körper vor Krankheiten.
Vollkornprodukte	sind Lebensmittel, die aus dem ganzen Getreidekorn hergestellt sind. Sie enthalten viele Ballaststoffe, Vitamine und Mineralstoffe.
Wurst	wird aus Fleisch hergestellt und enthält auch Fett.
Zucker 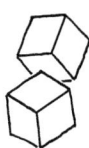	a) ist ein Süßungsmittel, kommt aus der Zuckerrübe oder dem Zuckerrohr und macht die Speisen süß. b) ist in fast allen Pflanzen enthalten und kommt dort in unterschiedlichen Formen vor.
Zusatzstoffe	werden den Lebensmitteln zugesetzt, damit sie besser aussehen oder besser schmecken.
Zutatenliste	Hier steht alles drauf, was in einem verpackten Lebensmittel enthalten ist. An erster Stelle steht, wovon am meisten enthalten ist.

Lösungen

S. 27: Was mein Körper braucht
Lösungswort: Kalorie

S. 35: Was mein Körper braucht
Extra-Tipp, Antwort: Man wird dick!

S. 38: Der Zucker-Detektiv
Angebot 4: Lösungswort: Zucker

S. 42: Dem Fett auf der Spur,
Angebot 4: Lebensmittel mit Fett:
Schokolade, Wurst, Kartoffelchips

S. 45: Gitterrätsel

	K	O	H	L	E	N	H	Y	D	R	A	T	E	
*	I												N	
A	L	B	E	W	E	G	U	N	G				T	
	O					E							S	
	R	V	I	T	A	M	I	N	E					
	I					U		S						
	E				E	E		P						
					R	S		O						
					N			E						
			G	E	M	U	E	S	E		O			
					E						B			
					H					F	S			
					R					E	T			
			F	I	T	N	E	S	S	T				
					N					T				
					G									

S. 47: Warum überhaupt bewegen?

	stimmt	stimmt nicht
Es macht nichts, wenn ich nie nach draußen gehe.		x
Wenn ich draußen spiele, wird mein Körper gut durchblutet.	x	
Beim Spielen und Toben lerne ich neue Leute kennen.	x	
Sport hilft dabei, meine Muskeln stark zu machen.	x	
Ich bleibe gesund, wenn ich mich gar nicht bewege.		x
Die Steinzeitmenschen haben sich ganz wenig bewegt.		x

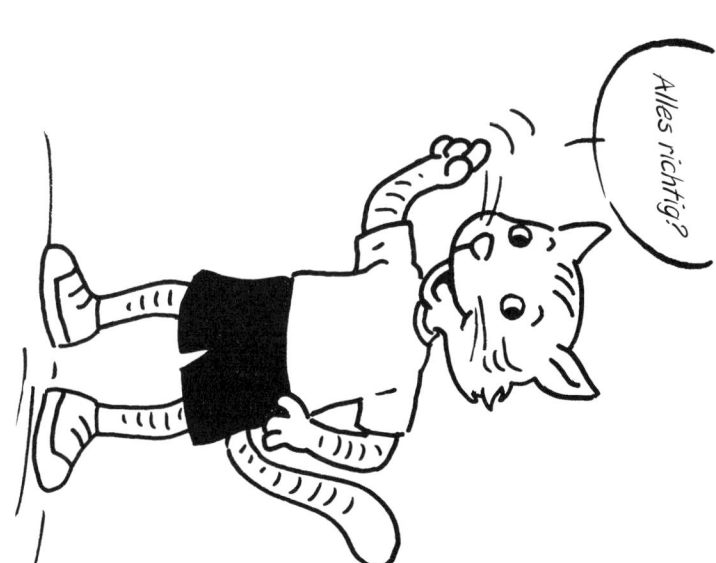

Alles richtig?

Literatur- und Internettipps

Ernährung/Übergewicht

Boggio, Vincent:
Übergewicht bei Kindern.
Eltern können helfen.
Beltz, 2004.
ISBN 3-407-22854-6

KATALYSE (Hrsg.):
Kinderernährung.
Kiepenheuer & Witsch, 2002.
ISBN 3-462-03172-4

Kiesbye, Gabriele:
Gesunde Ernährung.
Stolz Verlag, 2003.
ISBN 3-89778-135-2

Kuhn, Dörte:
Abnehmen für Kinder.
Gräfe und Unzer, 2003.
ISBN 3-7742-6047-8

Kuhn, Dörte:
Pfundskinder in der Grundschule.
Fair behandeln, fördern, fit machen.
Verlag an der Ruhr, 2004.
ISBN 3-86072-910-1

Nagel, Annette:
Ernährungshits für Kids.
Tipps und Infos zur gesunden Kinderküche.
Mosaik, 2003.
ISBN 3-8094-1486-7

Der eigene Körper

Dixon, Malcom/Smith, Karen:
Ich … und mein Körper.
Verlag an der Ruhr, 1998.
ISBN 3-86072-347-2

Hawkes, Chris:
Unser Körper.
Reihe: Aufdecken – Durchblicken.
Tessloff, 2004.
ISBN 3-7886-1400-5

VanCleave, Janice:
Experimentieren und Entdecken.
Eine Reise in deinen Körper.
Verlag an der Ruhr, 2001.
ISBN 3-86072-625-0

Bewegung

Byl, John:
Auf- und Abwärmen ohne Trott.
101 motivierende Übungen und Spiele für Kinder und Jugendliche. Verlag an der Ruhr, 2005.
ISBN 3-86072-938-1

Carpenter, Jeff:
Der Fitnesskurs für Kinder.
101 Spielebausteine für ein systematisches Aufbautraining. Verlag an der Ruhr, 2005.
ISBN 3-86072-939-X

Mertens, Michael:
Sport & Spiel mit Alltagsmaterial.
630 Trainingsideen für Gruppe, Freizeit und Schule.
Verlag an der Ruhr, 2005.
ISBN 3-86072-987-X

Seehaus, Gisela:
7 Geschichten zum Bewegen.
Kleine Projekte für Klassenraum und Turnhalle.
Verlag an der Ruhr, 2005.
ISBN 3-8346-0012-1

Internet

www.ernaehrung.de
DEBInet – Deutsches Ernährungsberatungs- und Informationsnetz.

www.aid.de
Eine Seite vom aid Infodienst zu Verbraucherschutz, Ernährung und Landwirtschaft.

www.talkingfood.de
Seite der Kampagne „Talking food – Jugend is(s)t aufgeklärt". Im Lehrer-Special finden Sie Informationen über Schwerpunkte und Highlights der Kampagne Talking Food, Lernspiele sowie speziell auf den Themenbereich zugeschnittene Online-Lerneinheiten.

www.was-wir-essen.de
Alles rund um Lebensmittel.

www.a-g-a.de
Eine Seite der Arbeitsgemeinschaft Adipositas im Kinder- und Jugendalter.

www.richtigfit.de
Eine Seite des Deutschen Sportbundes, u.a. mit Tipps zur gesunden Ernährung.

---

www.verlagruhr.de
Die in diesem Werk angegebenen Internetadressen haben wir geprüft (Stand Oktober, 2006). Da sich Internetadressen und deren Inhalte schnell verändern können, ist nicht auszuschließen, dass unter einer Adresse inzwischen ein ganz anderer Inhalt angeboten wird. Wir können daher für die angegebenen Internetseiten keine Verantwortung übernehmen.

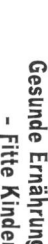

Gesunde Ernährung – Fitte Kinder

VERLAG an der Ruhr
– Keiner darf zurückbleiben –

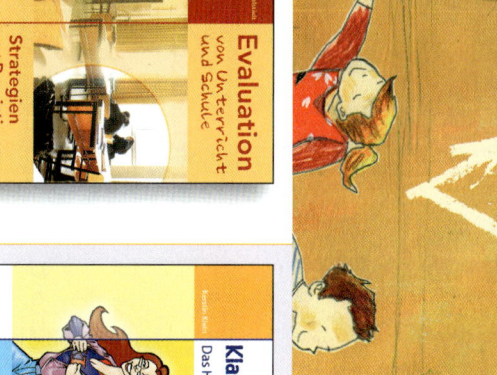

Evaluation von Unterricht und Schule
Strategien und Praxistipps
Für alle Schulstufen, 164 S., 16 x 23 cm, Pb.
ISBN 3-8346-0150-0
Best.-Nr. 60150
15,50 € (D)/16,10 € (A)/27,20 CHF

Lehrer verändern Schule – Jetzt
Was du selber kannst besorgen, das verschiebe nicht auf oben
Für alle Schulstufen, 178 S., 16 x 23 cm, Pb., zweifarbig
ISBN 3-8346-0062-8
Best.-Nr. 60062
15,- € (D)/15,45 € (A)/26,30 CHF

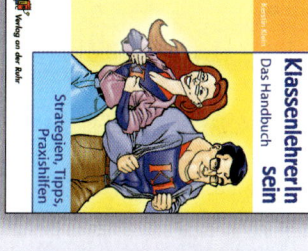

KlassenlehrerIn sein
Das Handbuch. Strategien, Tipps, Praxishilfen
Für alle Schulstufen, 174 S., 16 x 23 cm, Pb., zweifarbig
ISBN 3-8346-0154-3
Best.-Nr. 60154
15,- € (D)/15,45 € (A)/26,30 CHF

Ämterkarten
Orientierung ohne Worte
Kl. 1–6, A6-quer, 28 Karten, vierfarbig + Begleitheft, A6, banderoliert
ISBN 3-8346-0210-8
Best.-Nr. 60210
10,50 € (D)/10,80 € (A)/18,40 CHF

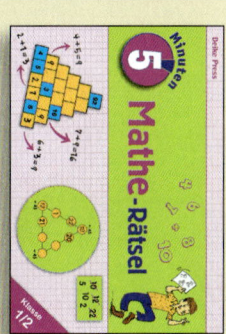

5-Minuten-Mathe-Rätsel
Klasse 1 und 2
Kl. 1–2, 44 S., A4, Papph.
ISBN 3-8346-0192-6
Best.-Nr. 60192
16,- € (D)/16,45 € (A)/28,- CHF

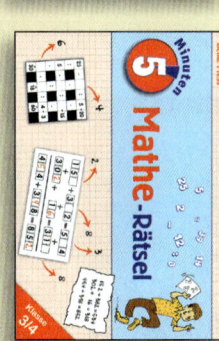

5-Minuten-Mathe-Rätsel
Klasse 3 und 4
Kl. 3–4, 44 S., A4, Papph.
ISBN 3-8346-0193-4
Best.-Nr. 60193
16,- € (D)/16,45 € (A)/28,- CHF

Den Zahlenraum bis 1 000 erarbeiten
Diagnose- und Fördermaterial – Klasse 3
Kl. 3, 91 S., A4, Papph.
ISBN 3-8346-0188-8
Best.-Nr. 60188
20,- € (D)/20,50 € (A)/35,- CHF

Den Zahlenraum bis 1 000 000 erarbeiten
Diagnose- und Fördermaterial – Klasse 4
Kl. 4, 86 S., A4, Papph.
ISBN 3-8346-0190-X
Best.-Nr. 60190
20,- € (D)/20,50 € (A)/35,- CHF

Mehr unter www.verlagruhr.de

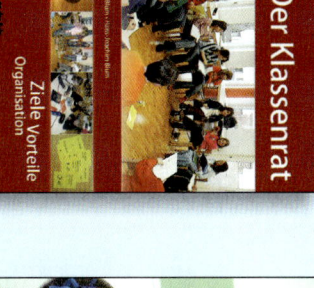

Der Klassenrat
Ziele, Vorteile, Organisation
Für alle Schulstufen, 165 S., A4, Pb.
ISBN 3-8346-0060-1
Best.-Nr. 60060
20,- € (D)/20,50 € (A)/35,- CHF

So funktioniert die Offene Ganztagsgrundschule
Kl. 1–4, 243 S., 16 x 23 cm, Pb. (mit vierf. Abb.)
ISBN 3-8346-0209-4
Best.-Nr. 60209
18,50 € (D)/19,- € (A)/32,40 CHF

Methoden-Schule Deutsch
Diktatformen, die Spaß machen
Kl. 2–4, 67 S., A4, Papph.
ISBN 3-8346-0179-9
Best.-Nr. 60179
18,50 € (D)/19,- € (A)/32,40 CHF

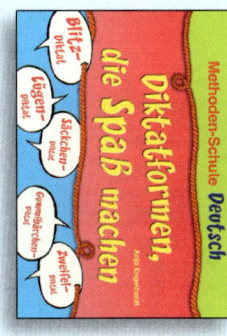

Damit LRS kein Problem wird!
Diagnose- und Fördermaterial Klasse 1 und 2
Kl. 1–2, 149 S., A4, Pb.
ISBN 3-8346-0181-0
Best.-Nr. 60181
19,80 € (D)/20,35 € (A)/34,70 CHF

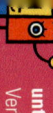

Informationen und Beispielseiten unter www.verlagruhr.de
Verlag an der Ruhr • Postfach 10 22 51
45422 Mülheim an der Ruhr

Bitte richten Sie Ihre Bestellung an:
Verlag an der Ruhr • Tel. 0208- 49 50 40
Fax: 0208- 495 0 495 • bestellung@verlagruhr.de

Ausführliche Infos und Beispielseiten unter www.verlagruhr.de

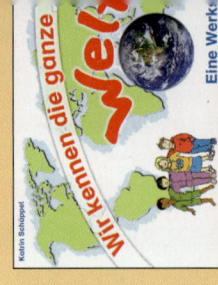

So feiern sie!
Feste und Feiertage unserer Nachbarländer
Kl. 3-4, 65 S., A4, Papph.
ISBN 3-8346-0194-2
Best.-Nr. 60194
18,50 € (D)/19,– € (A)/32,40 CHF

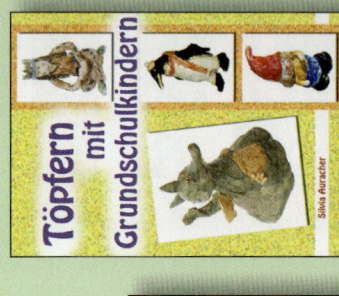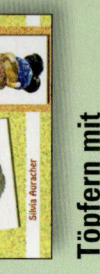

Wir kennen die ganze Welt
Eine Werkstatt
Kl. 4-5, 77 S., A4, Papph.
ISBN 3-8346-0098-9
Best.-Nr. 60098
19,50 € (D)/20,– € (A)/34,20 CHF

Töpfern mit Grundschulkindern
Kl. 1-4, 68 S., A4, Papph. (mit vierf. Abb.)
ISBN 3-86072-966-7
Best.-Nr. 2966
18,50 € (D)/19,– € (A)/32,40 CHF

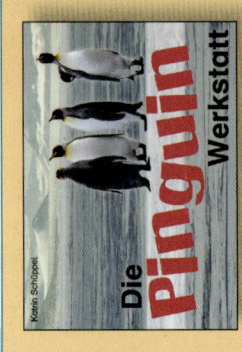

Die Pinguin-Werkstatt
Kl. 3-4, 52 S., A4, Papph.
ISBN 3-8346-0197-7
Best.-Nr. 60197
17,– € (D)/17,50 € (A)/29,80 CHF

Mehr unter www.verlagruhr.de

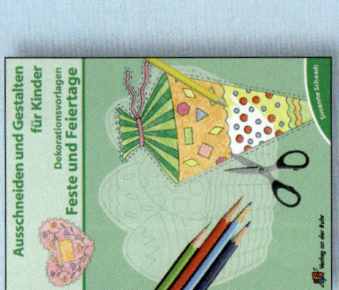

Englisch fächerübergreifend – Wake up little Hedgehog!
Ein Projekt zum Thema Igel
Kl. 3-4, 48 S., A4, Papph. (mit vierf. Abb.)
ISBN 3-8346-0205-1
Best.-Nr. 60205
16,50 € (D)/17,– € (A)/28,90 CHF

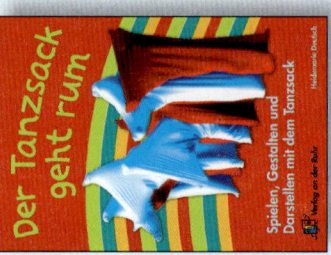

Alles über Farben – Eine Werkstatt
Kl. 1-4, 68 S., A4, Papph. (mit vierf. Abb.)
ISBN 3-8346-0085-7
Best.-Nr. 60085
18,50 € (D)/19,– € (A)/32,40 CHF

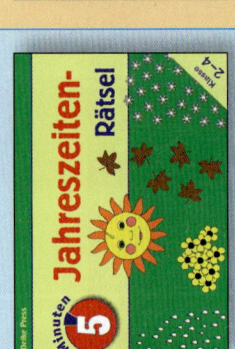

5-Minuten-Jahreszeiten-Rätsel
Kl. 2-4, 44 S., A4, Papph.
ISBN 3-8346-0196-9
Best.-Nr. 60196
16,– € (D)/16,45 € (A)/28,– CHF

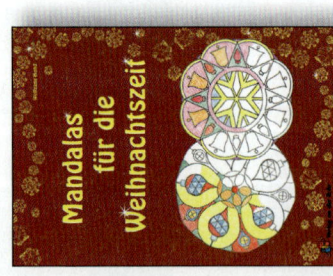

Ausschneiden und Gestalten für Kinder – Dekorationsvorlagen Feste und Feiertage
4-7 J., 42 S., A4, Heft, mit vierfarb. Abb.
ISBN 3-8346-0206-X
Best.-Nr. 60206
13,– € (D)/13,40 € (A)/22,80 CHF

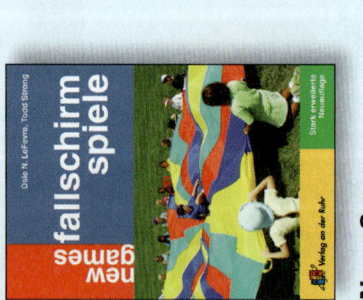

Der Tanzsack geht rum
Spielen, Gestalten und Darstellen mit dem Tanzsack
6-12 J., 130 S., 16 x 23 cm, Pb. (mit vierf. Abb.)
ISBN 3-8346-0096-2
Best.-Nr. 60096
14,80 € (D)/15,20 € (A)/25,90 CHF

Weihnachten für alle Fächer
Über 100 Arbeitsblätter für die GS
Kl. 1-4, 122 S., A4 quer, Pb.
ISBN 3-8346-0208-6
Best.-Nr. 60208
19,50 € (D)/20,– € (A)/34,20 CHF

Mandalas für die Weihnachtszeit
Kl. 1-4, 44 S., A4, Heft
ISBN 3-8346-0207-8
Best.-Nr. 60207
13,– € (D)/13,40 € (A)/22,80 CHF

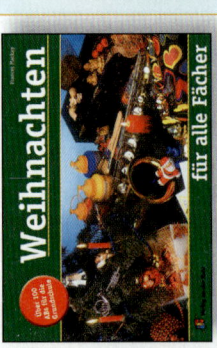

New Games Fallschirmspiele
Für alle Altersstufen, 184 S., 16 x 23 cm, Pb., zweifarbig, viele Fotos
ISBN 3-8346-0216-7
Best.-Nr. 60216
16,50 € (D)/17,– € (A)/28,90 CHF

Bitte richten Sie Ihre Bestellung an:
Verlag an der Ruhr • Tel.: 0208 – 49 50 40
Fax: 0208 – 495 0 495 • bestellung@verlagruhr.de

Informationen und Beispielseiten unter www.verlagruhr.de
Verlag an der Ruhr • Postfach 10 22 51
45422 Mülheim an der Ruhr